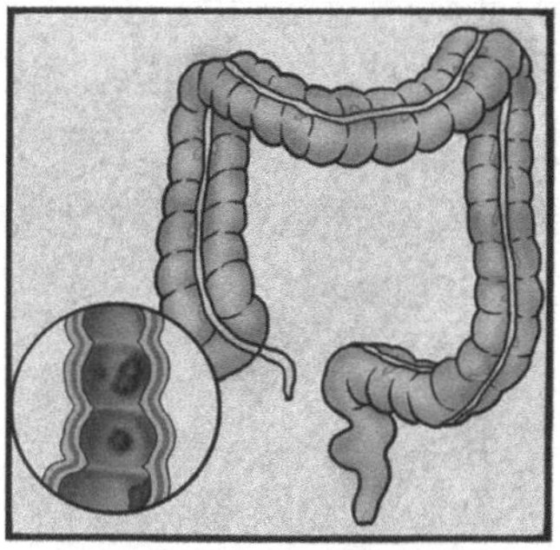

肛肠疾病创面
的中西医结合诊治与康复护理

辛兴涛 徐会志 刘亚坤 主编

北方联合出版传媒（集团）股份有限公司
辽宁科学技术出版社
·沈阳·

图书在版编目（CIP）数据

肛肠疾病创面的中西医结合诊治与康复护理 / 辛兴涛，徐会志，刘亚坤主编. -- 沈阳：辽宁科学技术出版社，2025. 3. -- ISBN 978-7-5591-4138-5

Ⅰ. R574；R473.5

中国国家版本馆CIP数据核字第2025EA6558号

出版发行：辽宁科学技术出版社

（地址：沈阳市和平区十一纬路25号　邮编：110003）

印 刷 者：华雅逸彩（北京）文化有限公司

幅面尺寸：170mm×240mm

印　　张：15.25

字　　数：350千字

出版时间：2025年3月第1版

印刷时间：2025年3月第1次印刷

策划编辑：王玉宝

责任编辑：高雪坤

封面设计：博瑞设计

版式设计：博瑞设计

责任校对：王春茹

书　　号：ISBN 978-7-5591-4138-5

定　　价：52.00元

编辑电话：13840467987

邮购热线：024-23284502

http://www.lnkj.com.cn

作者简介

辛兴涛(1981.09—),男,汉族,河北省石家庄人,研究生学历,副主任医师,研究方向为普通外科。中共党员,普外肛肠科副主任,中国抗癌协会会员,河北省老年医学会慢性创面修复与再生医学专业委员会副主任委员,河北省中西医结合学会第二届慢性创面专业委员会副主任委员,河北省健康科学学会入库专家,河北省中医药学会第一届浊毒症专业委员会常务委员,河北省中西医结合学会第四届外科学专业委员会委员,河北省中医药学会肛肠分会委员,河北省中西医结合学会第五届老年病专业委员会委员。2009年毕业后一直从事普外科工作,熟练掌握外科常见病、多发病的诊治技术,能独立进行外科常见手术,尤其擅长腹腔镜微创手术,包括腹腔镜下阑尾切除术、疝修补术、肠粘连松解术、胆囊切除术及消化道恶性肿瘤的微创手术。2013年作为教育部高等学校国内访问学者在北京大学人民医院胃肠外科学习交流一年。现已发表论文十余篇,参与科研课题3项,编写著作3部。

徐会志(1986.02—),男,汉族,河北省正定人,本科学历,主治医师,研究方向为普通外科。中国中医药信息学会肛肠分会理事,河北省中医药学会肛肠专业委员会委员,河北省老年医学会慢性创面修复与再生专业委员会委员,河北省血管病危急重症联盟委员,为国内肛肠界拥有“北芮南丁”之称的我国著名肛肠病世家芮氏第九代传人。毕业于河北医科大学,一直从事外科工作。多次获得院内先进工作者、“最美医生”和“优秀青年医师”称号。对各种肛门大肠疾病(痔疮、肛瘘、肛裂、肛周瘙痒等)以及各种急腹症诊治、周围血管疾病的治疗具有丰富的临床经验。

曾获河北省药学会科学技术奖一等奖、河北省科学技术奖二等奖。目前已发表论文十余篇，著作3部，参与科研课题2项。

刘亚坤(1992.04—)，女，汉族，河北省保定人，研究生学历，主治医师，研究方向为普通外科。河北省老年医学会慢性创面修复与再生医学专业委员会委员，河北省中医药学会肛肠分会委员。毕业于河北中医药大学，从事中医临床工作近10年，现已发表论文5篇，参与科研课题4项，参与编写著作2部。擅长中西医结合特色治疗肛门大肠疾病及消化系统疾病(包括各型痔疮、肛瘘、肛裂、便秘、结肠炎、直肠炎、功能性消化不良、肠易激综合征等)、慢性难愈性创面、压疮等疾病的临床诊治，熟练掌握中药熏洗、中医针灸、刮痧、食疗等中医疗法。

前　言

在浩瀚的医学海洋中，肛肠病学作为一门古老而又年轻的学科，承载着人类对健康的不懈追求和与疾病斗争的智慧结晶。从古至今，肛肠疾病一直困扰着无数患者，不仅影响他们的生活质量，更在某种程度上折射出医学发展的轨迹与进步。随着中西医结合理念的深入人心，肛肠疾病的治疗与护理也迎来了前所未有的发展机遇。

肛肠病学的发展历程，是一部人类与肛肠疾病抗争的史诗。从古代的简单描述到现代的深入研究，从单一的治疗方法到多元化的治疗手段，肛肠病学在不断的探索与创新中前行。同时，肛肠的生理解剖作为这门学科的基础，为我们揭示了肛肠系统的奥秘，为疾病的诊断与治疗提供了坚实的理论依据。

中医肛肠生理，作为中医药学的重要组成部分，以其独特的理论体系和治疗方法，在肛肠疾病的治疗中发挥着不可替代的作用。中医四诊的巧妙运用，使得我们能够更加准确地把握疾病的本质，为辨证施治提供了有力的支持。而西医学对肛肠生理的研究，则为我们提供了更为科学、精准的视角，使我们对肛肠疾病的认识更加全面、深入。

在肛肠疾病的诊治过程中，常用的检查方法如同医生的“眼睛”，帮助我们窥探疾病的“真容”。从简单的体位与标记到复杂的医疗器械检查和肛肠动力学检查，每一种检查方法都有其独特的价值和意义。它们为我们提供了丰富的诊断信息，为疾病的准确治疗奠定了坚实的基础。

中西医结合的肛肠疾病治疗，是本书的重点和亮点。肛瘘、痔疮、肛裂、肛门直肠周围脓肿、直肠脱垂、直肠癌等常见肛肠疾病，在中西医结合的思路下得到了更为全面、有效的治疗。我们既保留了中医的传统特色，又吸收了西医的先进理念和技术，使得肛肠疾病的治疗更加科学化、规范化。

而肛肠疾病的手术治疗，作为治疗手段中的重要一环，更是需要我们谨慎对待。手术的麻醉、治疗方式的选择、并发症的处理等，都需要我们精心策划和周密安排。只有这样，才能确保手术的成功和患者的安全。

本书不仅系统介绍了肛肠疾病的中西医结合诊治方法，还重点阐述了肛肠疾病创面的康复护理技术。从药物治疗到中药熏蒸、中药坐浴，再到仪器治疗、红蓝光治疗，我们力求为患者提供全方位、多层次的康复护理服务。相信本书的出版，将为肛肠疾病患者带来新的希望，也为肛肠病学的发展贡献一份力量。

辛兴涛

2025年1月

目录

第一章 绪论

第一节 肛肠病学的发展历程

一、古代肛肠病学的萌芽

在医学发展的长河中，肛肠病学作为一门古老而重要的学科，其历史可以追溯到远古时代。随着人类文明的进步和医学知识的积累，古代医家对肛肠疾病的认识和治疗逐渐形成了独特的体系。

（一）早期医籍对肛肠病的记载

早在远古时代，人类在与自然界做斗争的同时，就已开始了与自身疾患的抗争，肛肠疾病自然也在其中。然而，由于历史条件的限制，早期的肛肠病记载往往散见于各种古文献和医学典籍中。

成书于春秋战国时期的《山海经》中已有“痔”“瘘”的病名，这是关于“痔”“瘘”的最早记载。同时，《山海经》中还记载有“栎”“虎蛟”等治疗痔、瘘的药物，显示了古代医家对肛肠疾病治疗方法的初步探索。

1973年底，长沙市东郊马王堆三号汉墓出土的《五十二病方》是我国现存最早的医方，其中对外科疾病的治疗内容的记载也极其丰富。书中根据痔的不同形态和症状，将痔分为六类：牡痔（外痔）、牝痔（内痔）、血痔、脉痔、朐痒（瘘）、巢者（肛门瘘管）。这是中医对肛门疾病痔、瘘分类的最早记载。《五十二病方》中还记载了瘘管割治法，这表明两千多年前我国对复杂痔、瘘已开始采用手术切除法。书中记载的最早的肛门病手术疗法，包括结扎切除法、牵引切除法、敷布法、热熨法、熏治法及肛门探查术等。

此外，《黄帝内经》作为我国现存最早的医学典籍之一，对肛肠病的记载也颇为丰富。《素问·生气通天论》提出痔的病因病理：“因而饱食，筋脉横解，肠澼为痔。”这是对痔病病因病机的初步认识。《灵枢·邪气脏腑病形》中记载脾脉“涩甚为肠㿗”，而《太素》注云：“脉涩、气少血多而寒，故冷气冲下，广肠脱出，名曰肠澼。”这是对脱肛的初步描述。《灵枢·水胀》中提到的“瘜肉”“肠覃”，以及《灵枢·刺节真邪》中的“肠瘤”和“昔瘤”，均系肠道肿瘤的古病名。

（二）古代医家对肛肠病的初步认识与分类

随着医学知识的积累，古代医家对肛肠疾病的认识逐渐深入，开始对肛肠病进行初步的分类和描述。

《五十二病方》中对痔的分类，不仅根据痔的形态和症状进行了详细的划分，还提出了相应的治疗方法。这种分类方法为后世医家提供了重要的参考。

到了汉代，张仲景在《金匮要略》中进一步丰富了肛肠病的内容，提出了“脉痔”“肠痔”等病名，并对肛肠病的病因病机有了更深入的认识。

隋唐时期，巢元方编撰的《诸病源候论》是肛肠病学发展史上的重要里程碑。书中设有《痔病诸候》《痢病诸候》等篇，详细记载了牡痔、牝痔、肠痔、脉痔、血痔、酒痔和气痔的临床特征。这是对肛肠病分类和描述的进一步细化和完善。

宋代以后，随着医学知识的不断积累和传播，肛肠病的分类和描述更加全面和深入。如《太平圣惠方》中提到的“枯痔钉疗法”，《外科正宗》中对结核性肛瘘、肛门病兼杨梅下疳、砒中毒的防治做了专门的论述。

（三）古代医家对肛肠病治疗方法的探索

在认识肛肠病的同时，古代医家也在不断探索有效的治疗方法。

早期的肛肠病治疗方法往往比较简单和粗糙，如《山海经》中提到的“栎”“虎蛟”等治疗痔、瘘的药物，以及《五十二病方》中记载的瘘管割治法、结扎切除法等。这些方法虽然原始，但显示了古代医家对肛肠疾病治疗方法的初步探索。

随着医学知识的积累，古代医家逐渐开始采用更为复杂和精细的治疗方法。如《黄帝内经》中提到的“熨法”“熏法”等外治方法，以及张仲景在《金匮要略》中提到的“蜜煎导方”等内治方法。这些方法不仅丰富了肛肠病的治疗手段，也提高了治疗效果。

到了隋唐时期，随着医学知识的进一步传播和交流，肛肠病的治疗方法更加多样化和精细化。如巢元方在《诸病源候论》中提到的“枯痔钉疗法”，以及唐代孙思邈在《千金要方》中提到的用鲤鱼汤、刺猬皮等动物脏器治痔的疗法等。这些方法不仅具有创新性，而且在实际应用中取得了显著的效果。

宋代以后，随着医学知识的不断积累和传播，肛肠病的治疗方法更加完善和系统化。如《太平圣惠方》中提到的“枯痔钉疗法”的进一步发展和完善，《外科正宗》中对各种肛肠病治疗方法的系统总结等。这些方法的出现和应用，不仅提高了肛肠病的治疗效果，也为后世医家提供了重要的参考和借鉴。

总之，古代肛肠病学的萌芽阶段，是肛肠病学发展史上的重要时期。在这一时期，古代医家对肛肠疾病有了初步的认识和分类，探索了多种有效的治疗方法，为后世肛肠病学的发展奠定了坚实的基础。

二、中世纪肛肠病学的发展

中世纪的肛肠病学，在医学史上占据着重要的地位。这一时期，随着医学知识的积累和传播，肛肠病学逐渐从笼统的医学领域中分离出来，形成了独立的学科体系。

（一）肛肠病专科医生的出现

在中世纪的欧洲，随着医学教育的兴起和医疗实践经验的积累，开始出现了一批专门从事肛肠病诊疗的医生。这些医生不仅具备扎实的医学理论基础，还通过长期的临床实践积累了丰富的诊疗经验。他们开始将肛肠病作为独立的学科进行研究，探索疾病的病因、病理及治疗方法。

其中，英格兰著名的外科医生约翰·阿德恩（John Arderne）就是这一时期的杰出代表。他从1349年开始在诺丁汉郡的纽瓦克行医，并在英法百年战争期间作为军医效力于英国军队。63岁时，他移居伦敦，致力于把他的行医经验编纂成书。他是第一个命名肛瘘（fistula in ano）的医生，在肛肠外科方面做出了突出贡献。他的瘘管切开术是在阿拉伯名医阿尔布卡西斯（Albucasis）的手术基础上改进的，并详细记载了手术的细节。此外，他还对外科医生的操守提出了要求，强调外科医生应遵循上帝的指示，冷静沉着、心地善良、谈吐谦卑、治疗穷人，这些理念对后世医生产生了深远的影响。

（二）肛肠病治疗技术的进步与创新

中世纪的肛肠病学，在治疗方法上取得了显著的成果。这一时期，医生们开始尝试使用更为专业的方法来治疗肛肠疾病，如手术、放血、拔罐等。同时，他们还开始探索药物治疗的效果，为肛肠疾病的治疗提供了更多的选择。

在手术治疗方面，除了阿德恩的瘘管切开术外，还出现了多种针对肛肠疾病的手术方法。例如，针对内痔的治疗，医生们开始尝试使用结扎法，通过结扎痔核的根部，使其缺血坏死脱落。此外，对于复杂的肛瘘，医生们还开始探索瘘管切开术和挂线疗法的结合使用，以提高治疗效果。

在药物治疗方面，中世纪的医生们开始尝试使用各种草药、矿物和动物制品来治疗肛肠疾病。例如，使用含有大黄、黄连等成分的草药制剂来清热解毒、凉血止血；使用含有铅、汞等成分的矿物制剂来收敛生肌、促进愈合；使用含有动物胆汁、蜂蜜等成分的制剂来润肠通便、缓解疼痛。

三、近现代肛肠病学的繁荣

近现代的肛肠病学，在医学科技的推动下，经历了前所未有的繁荣时期。这一时期，肛肠病学不仅在理论上取得了重大突破，还在临床实践中广泛应用了新型检查手段和治疗方法，同时建立了完善的肛肠病学教育与研究机构，推动了学科的全面发展。

（一）医学技术进步对肛肠病学的影响

近现代医学技术的进步对肛肠病学产生了深远的影响。随着生物学、解剖学、生理学、病理学等基础医学学科的发展，肛肠病学逐渐形成了系统的理论和独特的医疗技术。特别是显微外科、内镜技术、影像技术等先进技术的应用，极大地提高了肛肠疾病的诊断准确率和治疗效果。

显微外科技术的发展，使得肛肠外科医生能够在更微小的层面上观察和治疗肛肠疾病。通过显微镜下的精细操作,医生能够更准确地切除病变组织,减少手术创伤,促进术后恢复。内镜技术,如结肠镜、直肠镜等,则成为肛肠疾病诊断的重要工具。这些内镜设备能够直观地观察肠道黏膜的病变情况,为医生提供了准确的诊断依据。

此外,影像技术的发展也为肛肠疾病的诊断提供了新的手段。如CT、MRI等,能够清晰地显示肛肠部位的解剖结构和病变情况,为医生提供了全面的诊断信息。这些技术的进步,不仅提高了肛肠疾病的诊断准确率,还为治疗方案的制订提供了更加科学的依据。

(二)新型检查手段与治疗方法的应用

近现代的肛肠病学,在检查手段和治疗方法上也取得了显著的进步。在检查手段方面,智能肛肠检查系统的出现无疑为肠道健康检查带来了革命性的变化。这一创新技术融合了最新的电子技术、图像处理算法以及人工智能诊断技术,实现了对肛肠部位的高清晰度成像和智能分析。通过高清摄像头和数字图像处理技术,医生能够实时捕捉肛门及直肠内部的高清晰度图像,为诊断提供了前所未有的依据。此外,肛门直肠测压、结肠压力监测、排粪造影等新型检查手段,也极大地提高了肛肠疾病的诊断准确率。

在治疗方法方面,随着微创医学理念的深入人心,各种微创手术方法被广泛应用于肛肠疾病的治疗中。如铜离子电化学疗法、吻合器痔上黏膜环切术(PPH术)等,这些方法操作简单、创伤小、恢复快,深受患者的欢迎。同时,无痛治疗方法的兴起也为患者提供了更加舒适的治疗体验。通过对新技术的运用,医生能够减轻患者的痛苦,提高医疗的可接受性。

(三)肛肠病学教育与研究机构的建立

近现代的肛肠病学,在教育与研究机构方面也取得了显著的进步。随着医学教育的不断发展和完善,肛肠病学逐渐成为医学教育体系中的重要组成部分。许多医学院校开设了肛肠病学课程,培养了一批批专业的肛肠科医生。

与此同时,肛肠病学的研究机构也逐渐增多。这些研究机构不仅致力于肛肠疾病的基础研究和临床研究,还积极开展学术交流与合作,推动肛肠病学的不断发展。例如，中华全国中医学会肛肠分会、中国中医科学院广安门医院肛肠科等，都是国内肛肠病学领域的重要研究机构。它们通过组织学术会议、开展科研项目、推广先进技术等方式，为肛肠病学的繁荣做出了重要贡献。

此外，肛肠病学的研究机构还与国内外多家医疗机构和科研机构建立了合作关系，共同开展肛肠疾病的研究与治疗。这种跨领域的合作不仅促进了肛肠病学的发展，还为患者提供了更加全面、专业的医疗服务。

值得一提的是，随着医学科技的不断进步和医疗模式的不断创新，肛肠病学的研究方向也在逐渐拓展。除了传统的肛肠疾病研究外，肛肠病学的研究还涉及肠道微生态、肠道免疫、肠道功能等多个领域。这些研究方向的拓展不仅丰富了肛肠病学的研究内容，也为肛肠疾病的治疗提供了新的思路和方法。

四、当代肛肠病学的最新进展

在当代医学领域，肛肠病学作为一门重要的临床学科，正经历着前所未有的快速发展。随着精准医疗、远程医疗、人工智能等技术的不断涌现，肛肠病学在诊断、治疗、研究等方面取得了显著的进展。

（一）精准医疗在肛肠病学中的应用

精准医疗，作为一种基于个体遗传信息、生活方式和环境因素，为患者量身定做的疾病预防和治疗模式，正在肛肠病学领域得到广泛应用。

基因编辑和测序技术的发展，使得肛肠病学家能够更深入地了解疾病的发生机制。例如，通过研究肛瘘患者的微生物组学特征，科学家发现肛瘘内、外口的微生物群落与周围环境更加相似，瘘管样本中丰富的细菌与皮肤表面的细菌之间具有更高的相似性，且皮肤源性细菌的含量较高。这一发现为肛瘘的治疗提供了新的视角，即除了针对肠道微生物的治疗外，还需要考虑皮肤源性微生物的影响。

精准医疗在肛肠疾病的治疗中也开始发挥重要作用。通过基因检测和分子分型，医生能够为患者制订个性化的治疗方案。例如，在肛瘘的治疗中，医生可以根据患者的基因型、免疫状态等因素，选择最合适的手术方法和药物，从而提高治疗效果，减少副作用。

（二）远程医疗与人工智能在肛肠病学中的探索

随着远程医疗和人工智能技术的快速发展，肛肠病学领域也迎来了新的变革。

远程医疗技术的应用，使得肛肠疾病患者可以在家中或基层医疗机构接受专家的诊断和治疗建议。例如，通过高清摄像头和数字图像处理技术，医生可以远程观察患者的肛肠部位，进行初步诊断。这种模式不仅提高了医疗资源的利用效率，还方便了患者就医。

人工智能技术在肛肠病学中的应用也日益广泛。智能肛肠检查系统融合了最新的电子技术、图像处理算法以及人工智能诊断技术，实现了对肛肠部位的高清晰度成像和智能分析。系统内置的智能诊断系统能够根据采集到的图像进行初步诊断，为患者提供初步的诊断意见。这种智能化的诊断方式不仅提高了诊断效率，还能在一定程度上减轻医生的工作负担。

（三）肛肠病学国际合作与交流的加强

在当代医学领域，国际合作与交流已成为推动学科发展的重要力量。肛肠病学领域也不例外，各国之间的合作与交流日益频繁。

在科研合作方面，各国肛肠病学家共同开展科研项目，分享研究成果。例如，中美之间肛肠学科的交流与合作不断加强，双方围绕着如何结合我国肛肠疾病的发病特点，推动国内肛肠学科发展进行了深入的探讨。这种合作不仅促进了科研成果的转化应用，还提高了肛肠病学的科研水平。

在学术交流方面，各国肛肠病学家通过参加学术会议、发表学术论文等方式，分享最新的研究成果和临床经验。例如，中国肛肠智慧特色科室项目的启动，就促进了我国肛肠病学与国际先进水平的接轨。通过与国际知名专家学者的交流与合作，我国肛肠病学家能够及时了解国际前沿动态，提高自身的学术水平。

在医疗技术合作方面，各国肛肠病学家也开展了广泛的合作。例如，通过引进国际先进的手术技术和医疗设备，我国肛肠病学家能够不断提高自身的医疗水平。同时，我国肛肠病学家也积极将自身的经验和成果推向国际舞台，为全球肛肠病学的发展做出贡献。

第二节 肛肠的生理解剖

一、肛门的解剖结构与功能

肛门是人体消化系统的重要组成部分，位于消化道的末端，承担着排泄粪便和废气的重要功能。

（一）肛门的位置、形态与组成

肛门位于人体的臀部正中线部位，会阴与尾骨之间，是直肠的末端，也是消化道的末端出口。正常情况下，肛门外观呈圆形或椭圆形，周围有皮肤和肌肉组织包裹。肛门的皮肤颜色较深，且由于收缩作用，肛门周围会出现放射状的皮肤皱褶，这有助于在排便时伸展和收缩。

肛门的组成相对复杂，主要由直肠末端的黏膜和肛门局部皮肤组成。肛管是连接直肠和肛门的重要部分，其长度为3～4cm。肛管表面由柱状上皮和移行上皮组成，内部则包含肛柱、肛直肠线、肛瓣、肛窦等结构。肛柱是6～10条纵向的黏膜皱襞，肛直肠线是肛柱上端的环形线，肛瓣则是指相邻肛柱下端之间呈半月形的黏膜皱襞。

（二）肛门括约肌的结构与功能

肛门括约肌是围绕在肛管周围的环形肌肉，它对于控制肛门的张合和维持肛门的正常功能起着至关重要的作用。肛门括约肌主要由内括约肌和外括约肌两部分组成。

1.内括约肌

内括约肌是不随意肌，由平滑肌组织构成，位于直肠内侧的肛管壁内。它的主要功能是保持肛门的关闭状态，防止粪便和气体的无意识泄漏。当直肠内充满粪便时，内括约肌会自动松弛，协助排便。此外，内括约肌还能感知直肠内有没有大便，从而引发排便反射。

2.外括约肌

外括约肌是随意肌，由横纹肌组织构成，位于肛门附近的浅层。它围绕着直肠末端和肛门周围，可以通过意识控制其收缩和放松，以控制排便。外括约肌主要分为3层，即皮下层、浅层和深层。皮下层环绕肛管下端，浅层为椭圆形肌束围绕肛管两侧，深层则是一环形肌束围绕肛管一周。外括约肌的易疲劳性决定了其持续收缩的时间有限，一般只能维持55s左右。

（三）肛门腺体的分布与作用

肛门腺体是位于肛门的一种腺体，主要分布于内括约肌内或内外括约肌之间。肛门腺体的形态、数目和结构分布个体差异很大，成人4~10个，新生儿则可达50个。肛门腺体的分布多集中在肛管后正中线附近，两侧较少，前部缺如。

肛门腺体的主要功能是分泌多糖黏液，具有润滑粪便、帮助排便、保护肠黏膜的作用。肛门腺体的分泌液也起保护肛管的作用。此外，肛门腺体作为类似脂腺的结构，也是男性激素的靶器官，其发育和功能受人体性激素的调节。

肛门腺体开口位于肛窦底部，处于内外括约肌之间。当粪便存留于肛窦引发感染时，会累及肛门腺体，这是肛门直肠脓肿发病的主要原因。肛门腺形成脓肿后导致括约肌间感染，还可蔓延至直肠肛管周围间隙，其间所含的疏松脂肪结缔组织极易使感染扩散，从而形成不同部位的脓肿。多数脓肿可穿破皮肤或在切开引流后形成肛瘘。

二、直肠的解剖结构与生理特点

直肠是人体消化道的重要组成部分，位于消化道的末端，连接乙状结肠与肛门。

（一）直肠的位置、形态与分层结构

直肠位于盆腔后部，上接乙状结肠，下穿盆膈至肛缘处。其全长为12~15cm，但具体长度因个体差异而异。直肠并非一条完全笔直的管道，而是存在一定的弯曲，以适应盆腔内的解剖结构。直肠的形状因个体差异而异，但大致呈现为上宽下窄、前后略扁的锥形管道。这种设计既有利于粪便的储存，又便于在排便时通过肌肉收缩将粪便推送至肛门外。

直肠的肠壁从内到外一共分为4层，分别是黏膜层、黏膜下层、肌层和外膜层。黏膜层主要由黏膜上皮和黏膜固有层构成，黏膜上皮能够感

知粪便的刺激并引发排便反射，黏膜固有层则含有腺体以及少量淋巴组织，对维持肠道正常功能起着重要作用。黏膜下层含有丰富的静脉丛，是内痔的好发部位。肌层由纵行平滑肌束组成，具有保持肠管长度和形状的功能，同时也在粪便通过肠道过程中起到固定作用。外膜层由筋膜和纤维脂肪结缔组织构成，为直肠提供外部支持和保护，同时也具有一定的润滑作用，减少肠管间摩擦。

（二）直肠的生理功能与调节机制

直肠的主要功能是储存和排泄粪便。当食物经过胃和小肠的消化吸收后，剩余的残渣进入大肠，经过结肠进一步吸收水分和电解质，最终形成固态的粪便进入直肠。在直肠内，随着粪便的积累，直肠壁上的感受器会向大脑发送信号，引发排便反射。

直肠的调节机制涉及神经反射和肌肉活动。直肠壁上的感受器能够感知粪便的刺激，并将这种刺激转化为神经信号传递至大脑皮层，产生便意。同时，直肠壁上的肌肉组织在排便过程中也起着重要作用。直肠内括约肌是不随意肌，能够自动张开以协助排便；而外括约肌则是随意肌，可以通过意识控制其收缩和放松，以控制排便过程。

直肠还具有一定的吸收功能，能够吸收粪便中的少量水分和电解质，维持身体的水分平衡和电解质平衡。此外，直肠还具有一定的分泌功能，能够分泌黏液以润滑大便，方便大便排出。

（三）直肠与周围器官的解剖关系

直肠周围毗邻多个重要器官和结构。男性直肠前方毗邻前列腺、精囊、输精管、输尿管和膀胱；女性则毗邻阴道后壁、子宫、输卵管和卵巢。直肠后方为骶骨、尾骨、肛提肌和骶神经丛根部。两侧则与骨盆侧壁、输尿管和髂血管相邻。直肠表面覆盖着一层很薄的盆筋膜，被称为固有筋膜。这些筋膜将直肠与周围器官和组织分隔开，形成不同的间隙，如肛提肌上间隙等。这些间隙在外科手术中具有重要意义。

直肠与周围器官的解剖关系不仅影响着直肠的生理功能，也对直肠疾病的诊断和治疗产生重要影响。例如，在直肠癌的手术治疗中，医生需要充分了解直肠与周围器官的解剖关系，以避免损伤重要器官和组织，提高手术的成功率和患者的生存质量。

三、肛管的解剖结构与排便功能

肛管是人体消化系统的重要组成部分，位于直肠的末端，连接肛门，承担着粪便排出的重要功能。

（一）肛管的位置、形态与内部结构

肛管位于直肠的下端，上接直肠，下连肛门。其长度在解剖学上通常被认为是从齿状线到肛缘，成人长约2.5cm；而在外科学上，肛管则指从肛缘到肛管直肠环平面的部分，成人长约4cm。肛管的形态大致呈前后位纵裂状，由于括约肌经常处于收缩状态，故肛管在静息状态下呈前后位纵裂状，排便时则扩张成管状。

肛管的内部结构复杂而精细。肛管表层在上段为柱状上皮及移行上皮，下段为移行上皮及鳞状上皮。约在肛管的中段，有一条波浪形的分界线，被称为齿状线（或称梳状线），距离肛缘约2cm。齿状线以上肛管黏膜被覆柱状上皮，齿状线以下则被覆鳞状上皮。此外，齿状线以上6～12mm，存在由柱状上皮逐渐过渡为鳞状上皮的区域，被称为肛管移行区或泄殖腔区。肛管内面有6～10条纵向的黏膜皱襞，被称为肛柱，相邻肛柱下端彼此借半月形黏膜皱襞相连，此襞为肛瓣。每一肛瓣与其相邻的两个肛柱下端之间形成开口向上的隐窝，称肛窦，窦深3～5mm。

（二）肛管在排便过程中的作用

肛管在排便过程中起着至关重要的作用。它是粪便排出的必经之路，通过其独特的解剖结构和生理功能，确保粪便能够顺利排出体外。

首先，肛管作为消化道的末端，其肌层由肛门内括约肌和肛门外括约肌组成。平时均处于收缩状态，以维持肛门的闭合状态，防止粪便和气体的泄漏。当粪便积累到一定量时，直肠壁上的感受器会向大脑发送信号，引发排便反射。

在排便过程中，肛管首先通过其内部的肌肉组织（主要是肛门内括约肌）的放松，使粪便得以进入肛管。随后，肛门外括约肌在意识控制下逐渐放松，使粪便得以排出体外。这一过程需要肛门内外括约肌的协同作用，以确保粪便能够顺利排出而不泄漏。

此外，肛管还具有一定的感觉功能，能够感知粪便的质地、数量等信

息，帮助人们判断何时排便。这种感觉功能对于维持正常的排便习惯和预防便秘等肠道疾病具有重要意义。

(三)肛管与肛门括约肌的协同作用

肛管与肛门括约肌的协同作用在排便过程中起着至关重要的作用。肛门括约肌主要包括肛门内括约肌和肛门外括约肌两部分。

肛门内括约肌是不随意肌，位于肛管的上3/4段，由平滑肌组织构成。它呈不自主的持续收缩状态，从而关闭肛门，避免粪便泄漏。当粪便积累到一定量时，直肠壁上的感受器会向大脑发送信号，引发排便反射。此时，肛门内括约肌会自动放松，使粪便得以进入肛管。

肛门外括约肌是随意肌，位于肛门内括约肌之外，围绕整个肛管。它受意识支配，有控制排便的作用。在排便过程中，肛门外括约肌在意识控制下逐渐放松，使粪便得以排出体外。肛门外括约肌的放松程度和时间对于维持正常的排便习惯和预防便秘等肠道疾病具有重要意义。

肛管与肛门括约肌的协同作用还体现在它们对肛管直肠角的影响上。肛管直肠角的存在使控便"快门机制"形成，能够在不持续增加肛管静息压的情况下，完成对直肠内容物的自控功能。肛管直肠角的形成和维持离不开肛管与肛门括约肌的协同作用。

四、肛肠血管的分布与功能

肛肠血管系统是人体消化系统中一个复杂而重要的组成部分，它负责为肛肠区域提供充足的血液供应，并确保血液能够顺利回流至心脏。

(一)肛肠动脉的供应来源与分布特点

肛肠动脉的供应来源多样，主要包括直肠上动脉、直肠下动脉、肛门动脉和骶中动脉。这些动脉之间有着丰富的吻合支，确保了肛肠区域充足的血液供应。

1.直肠上动脉

直肠上动脉是肠系膜下动脉的终末支，也是肛肠区域的主要供血动脉之一。它沿直肠两侧穿过肌层到黏膜下层，沿途分出许多分支，分布于直肠上部各层和全部肠黏膜，为肛肠区域提供丰富的血液供应。

2. 直肠下动脉

直肠下动脉又称痔中动脉，是髂内动脉的一个分支。它大部分起自阴部内动脉，少数直接起自髂内动脉或膀胱动脉。直肠下动脉的管径为0.1~0.25cm，分布及分支不规律，主要供应直肠下部前面的组织。

3. 肛门动脉

肛门动脉又称痔下动脉，起自坐骨棘上方的阴部内动脉。它行于会阴两侧，分支分别到肛门内外括约肌及肛管末端，为肛肠区域提供额外的血液供应。

4. 骶中动脉

骶中动脉起自腹主动脉分叉上1cm处后壁，沿第4、第5腰椎和骶尾骨前面下降，部分终末分支可沿肛提肌的肛尾缝下降至肛管和直肠。虽然其在肛肠区域的供血作用相对较小，但在某些情况下也可能成为重要的供血来源。

这些动脉的分布特点使得肛肠区域能够获得充足的血液供应，以维持其正常的生理功能。

（二）肛肠静脉的回流路径与生理意义

1. 肛肠静脉的回流路径

（1）上直肠静脉。来自直肠上段的静脉血液汇聚成上直肠静脉，通过肠系膜下静脉最终汇入下腔静脉。

（2）中直肠静脉。中直肠的血液通过中直肠静脉汇入髂静脉，并最终进入下腔静脉。

（3）下直肠静脉。下直肠区域的静脉通过下直肠静脉直接回流至内髂静脉，之后进入下腔静脉。

2. 静脉回流的生理意义

（1）压力调节。肛肠静脉系统有助于维持肛门和直肠内的压力平衡，尤其在排便时，血液回流的顺畅性对肛门的功能至关重要。

（2）避免过度充血。肛肠静脉系统有效地防止了直肠区域的过度充血，避免因静脉回流障碍导致的局部水肿或血管扩张。

（3）肛门直肠区的血液循环。由于该区域的特殊解剖结构，静脉回流对肛门的血液循环至关重要。如果血液回流不畅，容易形成肛门及直肠的病理性改变，如痔疮或静脉曲张。

3.静脉与动脉的配合作用

动脉与静脉在肛肠区的密切配合确保了血液供应与回流的平衡，这对于肛门区域的健康非常重要。血管功能不正常可能导致局部充血、静脉扩张或血栓形成。

（三）肛肠血管病变的临床表现与诊断方法

1.临床表现

（1）痔疮。最常见的肛肠血管病变之一，表现为肛门部肿胀、疼痛、出血等症状。痔疮通常与肛门部静脉扩张、血液回流障碍密切相关。根据病变的部位，痔疮分为内痔、外痔及混合痔。

（2）肛裂。血管病变也可能导致肛门裂伤，通常表现为剧烈的肛门疼痛，排便时尤其明显。其根本原因是局部血供不足、肛门周围皮肤过度张力。

（3）直肠静脉曲张。主要表现为直肠内静脉的扩张，可能导致不明原因的直肠出血。患者可能伴有肛门不适、肿块等症状。

（4）肛门直肠部水肿。由于静脉回流不畅，血液积聚可能导致局部水肿和肿块形成，患者可能出现肛门部的胀痛感。

2.诊断方法

（1）临床检查。通过肛门指诊、肛门镜检查等常规检查可以直接观察到痔疮、肛裂、肛门直肠静脉曲张等病变的情况。

（2）影像学检查。肛肠部的超声、CT扫描、MRI等检查可以进一步帮助评估肛肠血管的异常情况，尤其是对于复杂的血管病变（如直肠静脉曲张、肛门静脉血栓等）。

（3）血管造影。在一些特殊病例中，血管造影可以用来评估血管的结构异常，尤其对于肛肠静脉系统的病变，如静脉回流障碍等。

（4）内镜检查。通过直肠镜、肛门镜等工具，医生可以直接观察到肛门及直肠内的血管状态，有助于准确诊断痔疮、肛裂等疾病。

3.治疗与管理

肛肠血管病变的治疗方法根据不同病因有所不同。常见治疗方式包括药物治疗、物理治疗（如激光治疗、冷冻治疗）、手术治疗（如痔疮切除术、肛裂修复术)等。对于严重的血管异常,如静脉曲张、血栓形成等,可能需要通过介入治疗(如血管栓塞术)进行干预。

第三节 中医肛肠生理

一、中医对肛肠生理的整体认识

(一)中医对肛肠生理功能的整体描述

中医对肛肠生理功能的整体描述主要包括传导、排泄、吸收和分泌等方面。

1.传导功能

大肠作为六腑之一,具有“传化之府”的称号,主要负责传导和排泄糟粕。《素问·灵兰秘典论》中有:“大肠者,传导之官,变化出焉。”大肠接受小肠传来的食物残渣,通过其蠕动和分泌作用,将食物残渣进一步转化为粪便,并排出体外。

2.排泄功能

肛门是排泄粪便的出口,与大肠相连,共同完成排泄任务。肛门通过其启闭功能,控制粪便的排出,保持肠道的清洁和通畅。

3.吸收功能

虽然大肠的主要功能是传导和排泄,但它也具有一定的吸收功能。大肠可以吸收食物残渣中的水分、无机盐和部分维生素等营养物质,以满足机体的生理需要。

4.分泌功能

大肠的黏膜层内分布着大量的腺体,这些腺体可以分泌黏液,以润滑肠管,促进粪便的排出,并保护肠黏膜免受损伤。

(二)中医肛肠生理与全身脏腑功能的关系

中医肛肠生理与全身脏腑功能的关系密切,主要体现在以下几个方面:

1. 与肺的关系

肺与大肠相表里，肺气下降有助于大肠向下传导糟粕，从而有助于粪便的排出。如果肺气虚弱或宣降失常，可导致大肠传导功能失常，出现便秘等症状。

2. 与脾的关系

脾主运化，负责运化水谷精微和水液。如果脾气虚弱、运化功能失常，可导致大肠传导功能失常，出现腹泻等症状。此外，脾主升清，脾气升发有助于维持肛肠的正常位置，防止脱肛等疾病的发生。

3. 与肾的关系

肾主藏精，为封藏之本。肾气的固藏功能对于肛门固摄粪便、不使其无控制地外出起着重要作用。此外，肾开窍于二阴，肾的功能状态也会影响肛肠的生理功能。

4. 与肝的关系

肝主疏泄、调畅气机。如果肝气郁结、气机不畅，可影响大肠的传导功能，导致便秘等症状。此外，肝经与肛肠也有密切的联系，肝经湿热下注可导致痔疮等肛肠疾病的发生。

5. 与心的关系

心主血脉，心气推动血液在全身运行。肛肠区域的血液循环也受心气的影响，心气虚弱或血脉瘀滞可影响肛肠的生理功能。

二、中医对肛门生理功能的认识

（一）中医对肛门排泄功能的理解

中医对肛门排泄功能的理解，主要基于其作为大肠末端出口这一重要生理位置。肛门的主要生理功能就是排出粪便，这一过程与大肠的传导功能紧密相关。在中医理论中，大肠被称为“传导之官”，负责将小肠传化而来的食物残渣进一步转化为粪便，并通过肛门排出体外。这一过程不仅体现了大肠的传导作用，也彰显了肛门作为排泄通道的关键角色。

中医强调，肛门的排泄功能并非孤立存在，而是与全身脏腑经络的功能密切相关。例如，肺与大肠相表里，肺气下降有助于大肠向下传导糟粕，从而推动粪便通过肛门排出体外。如果肺气虚弱或宣降失常，就可能导致大肠传导功能受阻，进而影响肛门的排泄功能，出现便秘等症状。

此外，中医还认为，脾胃的运化功能也对肛门的排泄功能有重要影响。脾主运化，负责将饮食水谷化为水谷精微，并将精微布散全身。如果脾气虚弱、运化功能失常，就可能导致大肠的传导功能受阻，使得粪便在肠道内停留时间过长，变得干燥难排，进而影响肛门的排泄功能。

（二）中医对肛门制约功能的阐述

除了排泄功能外，中医还非常重视肛门的制约功能。肛门的制约功能主要体现在其能够控制粪便的排出，防止其在不适宜的时间或地点排出。这一过程与肛门的括约肌功能密切相关。

中医理论认为，肛门的制约功能受到多种因素的影响，其中最重要的是脏腑经络的功能状态。例如，肾主封藏，肾气的固藏功能对于肛门固摄粪便、不使其无控制地外出起着重要作用。如果肾气虚弱，固摄无力，就可能导致肛门制约功能失常，出现大便失禁等症状。

此外，中医还认为，肝主疏泄、调畅气机。肝气的调达有助于维持肛肠区域的气机通畅，从而保证肛门的制约功能正常发挥。如果肝气郁结、气机不畅，就可能导致肛门的制约功能失常，出现大便排泄不畅或失禁等症状。

（三）中医对肛门疾病病因病机的分析

中医对肛门疾病病因病机的分析，主要基于其对人体生理病理的整体认识。肛门疾病种类繁多，包括痔疮、肛裂、肛瘘、肛周脓肿等，它们的病因病机各不相同，但都与脏腑经络的功能失调密切相关。

以痔疮为例，中医认为其病因病机主要与湿热下注、血热妄行、脾虚气陷等因素有关。湿热下注是指湿热邪气侵入大肠，导致大肠湿热蕴结、气血运行不畅，从而引发痔疮。血热妄行是指血热妄行于大肠，导致大肠脉络受损、血液外溢，形成痔疮。脾虚气陷是指脾气虚弱，运化功能失常，导致大肠的传导功能受阻，使得粪便在肠道内停留时间过长，变得干燥难排，同时脾气下陷，不能固摄肛门，导致痔疮脱出。

对于肛裂、肛瘘、肛周脓肿等肛门疾病，中医也认为它们的病因病机与脏腑经络的功能失调密切相关。例如，肛裂可能与大肠燥热、肠道津液不足等因素有关；肛瘘可能与湿热下注、气血瘀滞等因素有关；肛周脓肿则可能与热毒炽盛、气血壅滞等因素有关。

在治疗肛门疾病时，中医强调从整体出发，综合考虑患者的全身状况，通过调理脏腑经络功能，恢复肛肠区域的气血运行和脏腑协调，从而达到治疗肛门疾病的目的。

三、中医对直肠生理功能的阐述

（一）中医对直肠吸收水分功能的认识

在中医理论中，直肠作为大肠的一部分，承担着吸收水分的重要生理功能。中医将大肠视为“传化之官”，负责将小肠传来的食物残渣进一步处理，形成粪便，并通过直肠排出体外。在这一过程中，直肠对水分的吸收起到了关键作用。

中医认为，直肠吸收水分的功能与脾的功能密切相关。脾主运化，不仅运化水谷精微，还负责运化水液。当食物残渣进入直肠后，直肠黏膜会吸收其中的多余水分，这一过程有助于形成固体状的粪便，便于排出体外。如果直肠吸收水分的功能失常，就可能导致大便过于干燥或稀溏，影响排便的正常进行。

此外，中医还强调，直肠吸收水分的功能与肺的功能也有一定的联系。肺与大肠相表里，肺气下降有助于大肠向下传导糟粕，同时也有助于直肠对水分的吸收。如果肺气虚弱或宣降失常，就可能影响直肠对水分的吸收，导致大便异常。

（二）中医对直肠储存和转运粪便功能的描述

直肠不仅具有吸收水分的功能，还承担着储存和转运粪便的重要任务。中医理论认为，直肠作为大肠的末端，是粪便排出体外的最后一道关卡。当直肠内储存了一定量的粪便后，就会通过排便反射将粪便排出体外。

直肠的储存和转运粪便功能与直肠的解剖结构和生理功能密切相关。直肠具有一定的容积和弹性，可以储存一定量的粪便，同时直肠黏膜上的皱襞也有助于增加其储存能力。此外，直肠的蠕动和收缩也是粪便转运的重要动力。通过直肠的蠕动和收缩，可以将粪便从直肠上段逐渐推向下段，直至排出体外。

如果直肠的储存和转运粪便功能失常，就可能导致便秘或大便失禁等症状。例如，直肠蠕动功能减弱或直肠黏膜松弛，就可能导致粪便在直肠内停留时间过长，变得干燥难排，引发便秘。相反，如果直肠的储存和转运功能过于亢进，就可能导致大便失禁等症状。

（三）中医对直肠分泌黏液功能的解释

直肠还具有分泌黏液的功能，这一功能对于维护肛肠区域的健康至关重要。中医理论认为，直肠黏膜上的腺体可以分泌黏液，以润滑肠管，促进粪便的排出，并保护肠黏膜免受损伤。

直肠分泌的黏液具有多种生理作用。首先，黏液可以润滑肠管，减少粪便对肠黏膜的摩擦和刺激，保护肠黏膜免受损伤。其次，黏液可以包裹粪便，使其更容易排出体外。此外，黏液还可以与肠道内的菌群相互作用，维持肠道菌群的平衡，促进肠道的健康。

如果直肠分泌黏液的功能失常，就可能导致肛肠区域的健康问题。例如，直肠黏膜干燥、分泌黏液不足，就可能导致排便困难、肛门疼痛等症状。相反，如果直肠分泌黏液过多，就可能导致肛门潮湿、瘙痒等不适症状。

四、中医对肛管生理功能的探讨

（一）中医对肛管排泄粪便功能的分析

在中医理论中，肛管作为消化道的末端部分，是排泄粪便的关键通道，其排泄粪便的功能至关重要。肛管通过其独特的解剖结构和生理功能，确保了粪便能够顺畅、有序地排出体外。

中医认为，肛管排泄粪便的功能与大肠的整体传导功能密切相关。大肠作为“传导之官”，负责将食物残渣转化为粪便，并通过肛管排出体外。肛管通过其肌肉和黏膜的协调作用，实现了对粪便的有效控制和排出。肛管内的肌肉组织，如内括约肌和外括约肌，通过其收缩和舒张，调节肛门的启闭，从而控制粪便的排泄。

此外，肛管排泄粪便的功能还受到全身脏腑经络功能的影响。如肺与大肠相表里，肺气的宣发肃降有助于大肠的传导功能，进而影响肛管的排泄功能。若肺气虚弱或宣降失常，则可能导致大肠传导功能受阻，肛管排泄粪便的功能也会受到影响。

（二）中医对肛管协助排便作用的论述

肛管不仅具有排泄粪便的功能，还在排便过程中起到了重要的协助作用。中医理论指出，肛管通过其肌肉和黏膜的协调作用，为排便提供了必要的支持和保障。

在排便过程中，肛管内的肌肉组织，如内括约肌和外括约肌，通过其收缩和舒张，调节肛门的张力和压力，从而协助粪便顺利排出。同时，肛管黏膜上的腺体分泌的黏液，起到了润滑肠管的作用，减少了粪便对肛管的摩擦和刺激，有助于粪便的顺畅排出。

此外，肛管还通过其神经感受器，感知粪便的存在和肠道的蠕动，从而触发排便反射。排便反射是一种复杂的神经反射活动，它涉及多个神经中枢和神经通路的协调作用。肛管作为排便反射的重要环节，通过其神经感受器将排便信息传递给中枢神经系统，进而引发排便动作。

（三）中医对肛管疾病治疗原则的提出

针对肛管疾病，中医提出了一系列治疗原则，旨在恢复肛管的正常生理功能，缓解患者的症状，提高生活质量。

中医认为，肛管疾病的发生与全身脏腑经络功能的失调密切相关。因此，在治疗肛管疾病时，应注重整体调节，通过调理脏腑经络功能，恢复肛管的正常生理功能。例如，对于因肺气虚弱导致的大肠传导功能受阻，肛管排泄粪便功能失常的患者，可以采用补肺益气的中药方剂进行治疗。

此外，中医还强调辨证施治的原则。肛管疾病的种类繁多，病因病机各异，因此应根据患者的具体病情和体质特点，制订个性化的治疗方案。例如，对于因湿热下注导致的痔疮患者，可以采用清热利湿、活血化瘀的中药方剂进行治疗；对于因气滞血瘀导致的肛裂患者，可以采用理气活血、止痛生肌的中药方剂进行治疗。

在治疗肛管疾病时，中医还注重内外兼治的原则。除了内服中药方剂外，还可以采用外敷、针灸、推拿等外治法进行治疗。这些外治法可以通过直接作用于肛管局部，达到消肿止痛、祛湿止痒等目的，从而缓解患者的症状。

第四节　西医学肛肠生理

一、西医学对肛肠生理的基础认识

（一）西医学对肛肠生理功能的系统描述

西医学对肛肠生理功能的系统描述主要包括以下几个方面：

1. 吸收功能

结肠和直肠具有一定的吸收功能，主要吸收水分、电解质和部分胆汁酸等。这些物质在维持体内水、盐平衡和酸碱平衡方面起着重要作用。

2. 排便功能

排便是一个复杂的神经反射过程，涉及直肠、肛管、肛门等多个部位。当粪便进入直肠后，直肠壁内的感受器受到刺激，产生便意。在大脑皮层的控制下，肛门内括约肌松弛，肛门外括约肌交替松弛、收缩，同时腹肌收缩、膈肌下降，屏气增加腹压，将粪便排出体外。

3. 分泌功能

肛肠系统的黏膜内有杯状细胞，能分泌碱性黏液，保护肛肠黏膜，润滑大便，帮助排便。

4. 免疫功能

肛肠系统作为消化道的一部分，也具有一定的免疫功能。肠道内的免疫细胞和免疫分子能够抵御病原微生物的侵袭，维持肠道内环境的稳定。

（二）西医学肛肠生理与解剖学、生理学的关系

西医学肛肠生理与解剖学、生理学密切相关，三者共同构成了肛肠系统的基础理论体系。

1. 解剖学基础

肛肠生理学的理论基础建立在人体解剖学的基础之上。只有对肛肠系统的解剖结构有了清晰的认识，才能进一步理解其生理功能。例如，对直肠、肛管、肛门等部位的形态、位置及相互关系的详细描述，为理解

肛肠系统的排便、吸收、分泌等生理功能提供了基础。

2. 生理学基础

生理学的研究揭示了肛肠系统的生理功能，如排便、吸收、分泌等。这些功能的实现离不开肛肠系统的解剖结构支持。例如，排便功能的实现需要直肠、肛管、肛门等多个部位的协同作用，而这些部位的结构特点决定了它们各自的功能和相互关系。

3. 相互关联

肛肠生理与解剖学、生理学三者相互关联、相互补充。解剖学提供了肛肠系统的结构基础，生理学揭示了其生理功能，而肛肠生理的研究又反过来促进了对肛肠系统解剖结构和生理功能的深入理解。这种相互促进的关系推动了肛肠科学的发展，为肛肠疾病的诊断、治疗及预防提供了科学依据。

二、西医学对肛门生理功能的深入研究

（一）西医学对肛门排泄功能的机制探讨

肛门作为消化道的末端，其主要功能之一是排泄功能。西医学对肛门排泄功能的机制进行了深入探讨。排泄功能的实现依赖于肛门括约肌的精确控制和协调运动。肛门括约肌分为内括约肌和外括约肌，内括约肌主要由自主神经支配，负责维持肛门的基础张力；外括约肌则受躯体神经支配，能够随意收缩和放松。

在排泄过程中，当直肠内的粪便积累到一定量时，直肠壁内的感受器会受到刺激，产生神经冲动。这些冲动通过骶神经和盆神经传导至脊髓和大脑皮层，引起排便反射。在大脑皮层的控制下，外括约肌放松，同时腹肌收缩、膈肌下降，屏气增加腹压，推动粪便通过直肠和肛管排出体外。

此外，肛管内的肛柱、肛瓣和肛窦等结构也参与了排便功能的调节。这些结构有助于肛管的扩张和收缩，使粪便能够顺畅地通过肛管排出体外。

（二）西医学对肛门制约功能的实验研究

肛门制约功能是维持肛门闭合状态，防止粪便和气体不自主排出的

重要机制。西医学对肛门制约功能的实验研究主要集中在肛门括约肌的结构、功能和神经支配等方面。

研究表明,肛门内括约肌和外括约肌的协同作用对肛门制约功能至关重要。内括约肌的基础张力能够维持肛门的基础闭合状态,而外括约肌的随意收缩则能够进一步增强肛门的闭合力量。同时,肛门周围的盆底肌群也参与了制约功能的调节。

在实验研究中,科学家们通过电刺激、神经阻断等方法观察了肛门括约肌的反应和肛门的闭合状态。这些研究不仅揭示了肛门制约功能的神经支配机制,还为肛门疾病的诊断和治疗提供了重要的理论依据。

(三)西医学对肛门疾病病因病理的现代认识

随着医学科学的发展,西医学对肛门疾病病因病理的认识不断深入。肛门疾病的病因复杂多样,包括遗传、生活方式、饮食习惯、排便习惯等多种因素。

在病理方面,肛门疾病主要涉及肛门括约肌的功能障碍、肛门周围组织的炎症和损伤等。例如,痔疮的发生与肛门静脉丛的曲张、血液回流受阻、直肠内压增加等因素有关;肛裂则是由于排便时肛门括约肌痉挛导致肛管黏膜受损;直肠脱垂则由于直肠壁松弛,支撑组织减少所致。

在诊断方面,现代医学技术如结肠镜、肛门镜、肛门直肠测压等被广泛应用于肛门疾病的诊断。这些技术不仅提高了诊断的准确性,还为治疗方案的制订提供了重要的依据。

在治疗方面,西医学根据肛门疾病的病因病理制订了多种治疗方案。对于痔疮,可以采用药物治疗、注射硬化剂、手术切除等方法;对于肛裂,则可以采用药物治疗、扩肛术、手术切除等方法;对于直肠脱垂,则可以采用手术悬吊、注射硬化剂等方法。

三、西医学对直肠生理功能的全面剖析

(一)西医学对直肠吸收水分功能的生理机制

直肠作为消化道的一部分,具有吸收水分的功能。这一功能主要发生在粪便形成的过程中,当食物经过胃和小肠的消化吸收后,剩余的残渣进入大肠,其中大部分水分在结肠被吸收。直肠作为大肠的末端部

分,也参与到这一过程中。

直肠吸收水分的过程是一个被动过程,受到肠内容物体积和流量的影响。各种溶质,特别是NaCl在肠腔和组织间所产生的渗透梯度是吸收水分的主要动力。当粪便进入直肠时,直肠黏膜会吸收其中的水分,使粪便变得干燥和成形,从而便于排泄。这一过程对于维持人体内的水分平衡具有重要意义。

直肠吸收水分的能力受到多种因素的影响,如肠黏膜的完整性、肠蠕动的频率和强度等。当这些因素发生变化时,直肠吸收水分的功能也会受到影响,从而导致便秘或腹泻等症状的出现。

（二）西医学对直肠储存和转运粪便功能的动态研究

直肠的主要功能是储存和排泄粪便。当粪便进入直肠时,直肠壁上的感受器会向大脑发送信号,引发排便反射。这一过程中,直肠不仅是一个简单的容器,更是一个复杂的生理调节系统。

直肠的储存功能主要体现在其能够容纳一定量的粪便,并在适当的时候将其排出体外。直肠的容积和弹性决定了其储存粪便的能力。当粪便在直肠内积累到一定量时,直肠壁上的感受器会受到刺激,产生便意,从而引发排便反射。

直肠的转运功能则主要体现在其能够协调肌肉活动,将粪便推送至肛门外。这一过程中,直肠平滑肌的收缩和舒张起到了关键作用。直肠平滑肌的收缩能够将粪便向肛门方向推进,而舒张则能够容纳更多的粪便。此外,直肠与乙状结肠之间的连接处存在一个生理性括约肌(第三括约肌),它在控制粪便的排泄过程中也起到了重要作用。

直肠储存和转运粪便的功能受到多种因素的影响,如饮食习惯、肠蠕动的频率和强度等。当这些因素发生变化时,直肠的储存和转运功能也会受到影响,从而导致便秘或腹泻等症状的出现。

（三）西医学对直肠分泌黏液功能的化学分析

直肠具有分泌黏液的功能,这一功能对于维持直肠黏膜的湿润和润滑具有重要意义。直肠分泌的黏液主要由黏蛋白和其他成分组成,它们能够形成一层保护膜,覆盖在直肠黏膜表面,防止粪便和有害物质对黏膜的损伤。

直肠分泌黏液的过程受到多种因素的调控，如神经、内分泌和免疫等系统。当直肠受到刺激时，如炎症、手术或药物等，直肠黏膜上的杯状细胞会分泌更多的黏液，以保护黏膜免受损伤。

直肠分泌的黏液在化学性质上具有一定的稳定性和保护性。它能够与粪便中的水分和其他成分结合，形成一层光滑的黏液层，使粪便易于排出。同时，黏液还能够中和粪便中的有害物质，如细菌和毒素等，从而保护直肠黏膜免受损伤。

此外，直肠分泌的黏液还具有一定的免疫调节作用。它能够与肠道内的免疫细胞相互作用，促进免疫细胞的活化和迁移，从而增强肠道的免疫功能。当直肠受到感染或炎症等刺激时，黏液的分泌量会增加，同时其免疫调节作用也会得到加强。

四、西医学对肛管生理功能的科学阐述

（一）西医学对肛管排泄粪便功能的生理过程

肛管是人体消化系统的重要组成部分，其最基本且关键的生理功能之一是排泄粪便。这一过程涉及复杂的生理机制和多个器官的协同作用。

在正常状态下，粪便经过结肠的吸收和转运后，进入直肠储存。当直肠内的粪便积累到一定量时，直肠壁上的感受器会向大脑发送信号，引发排便反射。这一过程受到排便高级中枢和低级中枢的控制，涉及平滑肌、横纹肌、脊神经和自主神经等多个系统的协同作用。

随着排便反射的启动，肛管周围的括约肌开始发挥作用。肛门内括约肌首先松弛，随后耻骨直肠肌和肛门外括约肌交替松弛和收缩，为粪便的排出创造通道。同时，腹肌收缩、膈肌下降，增加腹压，推动粪便通过肛管排出体外。这一过程不仅依赖于肌肉的协调运动，还受到大脑皮层的控制，使得人们可以自主控制排便的时间和地点。

肛管内壁的肛柱、肛瓣和肛窦等结构在排泄粪便过程中也发挥重要作用。它们有助于肛管的扩张和收缩，确保粪便能够顺畅地通过。

（二）西医学对肛管协助排便作用的力学分析

肛管在协助排便过程中，其力学特性起着至关重要的作用。肛管周

围的括约肌，包括内括约肌和外括约肌，是控制排便的主要肌肉群。

肛门内括约肌是一种平滑肌，其张力在静息状态下较高，有助于保持肛门的关闭状态，防止粪便、液体和气体的漏出。当直肠内的粪便积累到一定量时，直肠壁上的感受器刺激内括约肌松弛，为粪便的排出创造通道。

肛门外括约肌则是一种横纹肌，其收缩和松弛受到大脑皮层的控制。在排便过程中，外括约肌与耻骨直肠肌交替松弛和收缩，与内括约肌共同作用，形成有效的排便机制。

此外，肛管与直肠之间的角度（肛直肠角）在排便过程中也发挥重要作用。随着排便反射的启动，肛直肠角增大，使得直肠内的压力能够更有效地传递到肛管，推动粪便排出。

（三）西医学对肛管疾病诊断与治疗技术的进展

肛管疾病是一类常见的肛肠疾病，其诊断和治疗技术随着医学的进步而不断发展。

在诊断方面，直肠指检是一种简单而重要的检查方法。通过医生的手指触诊，可以初步了解肛管及直肠的情况，发现肿块、狭窄等病变。此外，肛门镜检查、结肠镜检查等先进技术手段的应用，进一步提高了肛管疾病的诊断准确率。

在治疗方面，针对不同类型的肛管疾病，西医学提供了多种治疗方法。对于痔疮等良性疾病，可以采用保守治疗，如药物治疗、物理治疗等。对于症状严重或保守治疗无效的患者，可以考虑手术治疗，如痔切除术、肛裂切除术等。对于直肠癌等恶性疾病，则需要采用手术、放疗、化疗等综合治疗方法。

近年来，随着微创技术的发展，腹腔镜手术、机器人手术等新型手术方式逐渐应用于肛管疾病的治疗中。这些新型手术方式具有创伤小、恢复快等优点，为患者提供了更好的治疗选择。

第二章 中医肛肠病的病理分析与辨证诊治

第一节 肛肠疾病的病因病机

一、肛肠疾病病因概述

(一)外感六淫对肛肠的影响

外感六淫,即风、寒、暑、湿、燥、火,是中医理论中的6种自然界气候变化因素,也是导致人体疾病的重要外部因素。在肛肠疾病的发生和发展中,外感六淫同样扮演着不可忽视的角色。

风性善行而数变,且多夹热。在肛肠疾病中,风邪往往与热邪相合,侵袭人体后,易伤肠络,导致血不循经,下溢而便血。如内痔实证中,风邪引起的便血常表现为色鲜红、出血急暴、呈喷射状,并伴有口渴、舌红、脉数等症状。

寒邪侵袭人体,可使气血凝滞、经络受阻。虽然寒邪直接导致肛肠疾病的情况相对较少,但在冬季或寒冷环境下,人体易受寒邪侵袭,气血运行不畅,可能间接影响肛肠健康,如诱发或加重痔疮等肛肠疾病。

暑邪为阳邪,易伤津耗气。在夏季高温环境下,人体易出汗过多,导致津液亏虚、肠道失润,从而引发便秘等肛肠疾病。此外,暑邪还常与湿邪相合,形成暑湿之邪,进一步加重肛肠疾病的症状。

湿邪性质重浊,常先伤于下。在肛肠疾病中,湿邪致病者较多。湿邪下注大肠,可导致肛门部气血纵横、筋脉交错,发为内痔便血、肛痈等。此外,饮食不节、脾失运化也是导致内湿产生的重要原因,内湿与热邪相合,可形成湿热之邪,进一步加重肛肠疾病的症状。

燥邪有内燥、外燥之分,引起肛门疾病者多为内燥。内燥常因饮食不节、恣饮醇酒、过食辛辣厚味等导致燥热内结,耗伤津液,无以下润大肠,从而引起便秘、肛裂等肛肠疾病。

火邪为阳邪，易伤津动血。在肛肠疾病中，火邪常与热邪相合，形成火热之邪，灼伤肠络，导致血不循经，下溢而便血。此外，火邪还可导致肠道热盛肉腐，形成肛痈等肛肠疾病。

（二）内伤七情与肛肠疾病的关系

内伤七情，即喜、怒、忧、思、悲、恐、惊，是人体对客观事物的不同反应。在中医理论中，七情内伤可直接导致病变，与肛肠疾病的发生和发展密切相关。

喜则气缓。过度喜悦可导致心气虚弱，气血运行不畅，气滞血瘀，筋脉交错而成痔。此外，过度喜悦还可导致肠道功能失调，引发便秘等肛肠疾病。

怒则伤肝。肝失疏泄，可伤及脾胃，导致气血不和、筋脉失养。在肛肠疾病中，怒邪可引起肝气郁结，化火伤阴，阴虚内热，从而引发或加重痔疮等肛肠疾病。

忧则气聚。忧思过度可导致脾气血生化不足、津枯血虚，出现肠燥便秘。此外，忧思过度还可导致清浊不分，出现泄泻或完谷不化等症状。在肛肠疾病中，忧思过度还可导致脾气亏虚、中气下陷，出现脱肛等症状。

思则气结。过度思虑可导致脾气血生化不足、肠道失润，从而引发便秘等肛肠疾病。此外，过度思虑还可导致脾伤湿聚、湿热下注、热盛肉腐，发为肛门痈疽等疾病。

悲则气消。过度悲伤可导致肺气虚弱，肺与大肠相表里，肺气虚弱则大肠传导乏力，可出现便秘等症状。在肛肠疾病中，悲伤过度还可导致肺阴亏损，痰热蕴于肛门，发为肛肠肿瘤、肛门痈疽等疾病。

恐则气下。过度恐惧可导致肾气不足，肾虚不司大便，则大便难下。在肛肠疾病中，恐惧过度还可导致肾阳虚寒、脾虚失运，发为虚寒泄泻等疾病。

惊则气乱。过度惊吓可导致心神不宁、气血逆乱。虽然惊邪直接导致肛肠疾病的情况相对较少，但在某些特定情况下，如惊吓过度导致气机逆乱，也可能间接影响肛肠健康。

（三）饮食不节与肛肠疾病的关联

饮食不节是导致肛肠疾病的重要内部因素之一。饮食不节主要包括饥饱失常、饮食偏嗜和饮食不洁等。

过饥即食量减少，机体气血生化不足，久则气血亏虚，可导致腹泻、脱肛、痔疮等疾病。过饱即饮食过量，运化功能失常，使胃肠积滞，气机不利，久为痔疮。

过食辛辣、油腻、生冷食物，可损伤脾胃，湿热内生，下注肛门，引发或加重痔疮等肛肠疾病。如过食醇酒肥甘者，多生湿热，下迫大肠肛门，致使气血瘀滞或壅遏不通，日久可出现大便下血、肛门痈疽等症状。

饮食不洁多由于误食污秽、腐败等不洁食物，或含毒之物等，直接伤及肠胃，引起多种胃肠道疾病，常出现腹痛、呕吐、腹泻、痢疾等症状。这些疾病若不及时治疗，也可能间接影响肛肠健康。

（四）劳逸失度与肛肠病的发生

劳逸失度是导致肛肠疾病的重要外部因素之一。劳逸失度主要包括过度劳累和过度安逸两个方面。

长期负重远行、久站、久坐、久蹲等，都可使肛门局部气滞血瘀或中气下陷，诱发肛肠疾病。如过度劳动后组织弹性疲劳、张力减低、抵抗力下降、肛门部血管扩张造成淤血，可引起痔核充血、水肿、疼痛等症状。

过度安逸可导致人体气血运行不畅，脾胃虚弱，湿热内生，下注肛门，引发或加重痔疮等肛肠疾病。此外，过度安逸还可导致人体免疫力下降，易受外邪侵袭，从而引发或加重肛肠疾病。

二、具体肛肠疾病的病因病机

（一）痔疮

痔疮，作为肛肠疾病中最为常见的一种，其发病机理主要与湿热下注和气血瘀滞密切相关。

湿热下注是痔疮发病的重要外因。湿热之邪，或源于外感，如长期居住在湿热环境，或感受暑湿之邪，或源于内生，如饮食不节、过食辛辣肥甘，而至湿热内生，下注大肠。湿热之邪蕴结于大肠，熏蒸肛门，使得肛门局部气血壅滞，经络阻隔，筋脉纵横，肉芽组织增生，从而形成痔疮。

同时,湿热之邪还可导致肠道湿热蕴结,大便黏滞不爽,排便时努挣乏力,加重痔疮的症状。

气血瘀滞是痔疮发病的内因。人体气血运行不畅,或因久坐久立,或因负重远行,或因情志内伤,导致气血瘀滞于肛门局部。气血瘀滞,使得肛门局部血液循环障碍,静脉回流受阻,血管迂曲扩张,形成痔核。同时,气血瘀滞还可导致局部组织营养不良,抵抗力下降,易受外邪侵袭,加重痔疮的病情。

(二)肛裂

肛裂,是指肛管皮肤全层裂开,并形成慢性溃疡的一种疾病。其发病机理主要与燥热内结和气血不足有关。

燥热内结是肛裂发病的重要外因。燥邪为阳邪,易伤津液。内燥常因饮食不节、过食辛辣厚味,或恣饮醇酒,导致燥热内结,耗伤津液,无以下润大肠。大肠津液亏虚,肠道失润,大便干燥坚硬,排便时努挣乏力,易损伤肛管皮肤,形成肛裂。同时,燥热内结还可导致肛门局部气血壅滞,经络阻隔,加重肛裂的症状。

气血不足是肛裂发病的内因。气血是人体生命活动的基本物质,气血不足则脏腑功能失调、经络失养。在肛裂的发病过程中,气血不足可导致肛门局部组织营养不良,抵抗力下降,易受外邪侵袭。同时,气血不足还可影响肛门局部的血液循环,使得裂口难以愈合,形成慢性溃疡。

(三)肛瘘

肛瘘,是指肛管或直肠与肛周皮肤相通的肉芽肿性管道。其发病机理主要与湿热毒邪蕴结和正气不足有关。

湿热毒邪蕴结是肛瘘发病的重要外因。湿热之邪蕴结于大肠,熏蒸肛门,使得肛门局部气血壅滞,经络阻隔。同时,湿热毒邪还可导致肛门局部组织坏死化脓,形成瘘管。此外,湿热毒邪还可通过瘘管蔓延至肛周皮肤,形成外口,使得肛瘘的症状更加复杂。

正气不足是肛瘘发病的内因。正气是人体抵抗外邪的能力,正气不足则易受外邪侵袭。在肛瘘的发病过程中,正气不足可导致肛门局部组织抵抗力下降,易受湿热毒邪的侵袭。同时,正气不足还可影响瘘管的愈合和修复,使得肛瘘的病程延长。

（四）肛周脓肿

肛周脓肿，是指肛管直肠周围软组织内或其周围间隙内发生急性化脓性感染，并形成脓肿。其发病机理主要与热毒炽盛和血瘀肉腐有关。

热毒炽盛是肛周脓肿发病的重要外因。热毒之邪蕴结于大肠，熏蒸肛门，使得肛门局部气血壅滞，经络阻隔。同时，热毒之邪还可导致肛门局部组织化脓坏死，形成脓肿。热毒炽盛还可使得脓肿迅速扩大，病情加重。

血瘀肉腐是肛周脓肿发病的内因。血瘀可导致局部组织营养不良，抵抗力下降。在肛周脓肿的发病过程中，血瘀可使得脓肿难以消散，病情缠绵难愈。同时，血瘀还可导致局部组织坏死腐烂，形成瘘管或窦道，使得肛周脓肿的病情更加复杂。

第二节 中医四诊的应用

一、望诊在肛肠疾病中的应用

望诊是中医诊断学中的一种重要方法，通过观察患者的体表特征，如面色、形态、舌苔等，来判断疾病的性质、部位和病势。在肛肠疾病中，望诊同样具有不可替代的地位。通过仔细观察肛门形态、颜色、分泌物等变化，以及舌象的变化，可以初步判断肛肠疾病的性质、病位和病势，为进一步的诊断和治疗提供重要依据。

（一）观察肛门形态、颜色、分泌物等变化

1.肛门形态

（1）正常肛门形态。正常情况下，肛门形态呈前后稍扁的圆形，周围皮肤光滑、色泽均匀，无红肿、破溃、裂口等现象。

（2）异常肛门形态。

痔疮：肛门外缘可见凸出物，形态各异，可为圆形、椭圆形或不规则形，颜色多为紫红色或暗红色，触之柔软或稍硬。内痔脱出时，可见淡红或紫红色血管团块，黏膜表面充血。

肛裂：肛门周围可见裂口，多位于肛管后正中线，裂口周围皮肤红肿，有时可见溃疡面。

肛瘘：肛门周围可见瘘管外口，常有脓液流出，瘘管可触及条索状物通向肛门内。

肛周脓肿：肛门周围可见红肿热痛的包块，边界不清，触之疼痛剧烈。

2. 肛门颜色

(1)正常肛门颜色。肛门口为粉红色，色泽均匀。

(2)异常肛门颜色。

血栓性外痔：可见典型的青紫色圆形肿物。

嵌顿性内痔：痔核高度充血，呈紫黑色。

肛周脓肿：肛门周围皮肤红肿，色泽暗红或紫红。

3. 分泌物

(1)正常肛门。肛门周围无异常分泌物。

(2)异常分泌物。

肛瘘：瘘管外口常有脓液流出，脓液可呈黄色、白色或血性。

肛周脓肿：肛门周围脓肿破溃后，可有脓液流出，有时伴有恶臭。

通过观察肛门形态、颜色、分泌物等变化，可以初步判断肛肠疾病的类型、病变部位和病势。例如，肛门外缘的突出物多为痔疮；肛门周围的裂口多为肛裂；肛门周围的红肿热痛包块多为肛周脓肿；瘘管外口有脓液流出多为肛瘘等。

(二)望舌象判断肛肠疾病的寒热虚实

舌象是中医望诊中的重要内容之一，通过观察舌体的形态、颜色、舌苔等变化，可以判断疾病的寒热虚实。在肛肠疾病中，舌象的变化同样具有重要的诊断价值。

1. 舌体形态

(1)正常舌体形态。舌体柔软灵活，大小适中，舌边无齿痕。

(2)异常舌体形态。

舌体胖大：多因脾肾阳虚，水湿内停所致。在肛肠疾病中，可见于长期慢性腹泻、脱肛等患者。

舌体瘦小:多因阴血亏虚,舌体失养所致。在肛肠疾病中,可见于长期便秘、肛裂等患者。

2.舌体颜色

(1)正常舌体颜色。舌体淡红,色泽均匀。

(2)异常舌体颜色。

舌体淡白:多因气血两虚,舌体失养所致。在肛肠疾病中,可见于长期慢性失血、营养不良等患者。

舌体红绛:多因热入营血,舌体血热所致。在肛肠疾病中,可见于急性肛周脓肿、肛裂等患者。

3.舌苔变化

(1)正常舌苔。舌苔薄白,均匀覆盖于舌面。

(2)异常舌苔。

舌苔黄腻:多因湿热内蕴,熏蒸于舌所致。在肛肠疾病中,可见于痔疮、肛瘘等湿热下注型患者。

舌苔白腻:多因寒湿内停,困阻于舌所致。在肛肠疾病中,可见于长期慢性腹泻、脱肛等患者。

舌苔剥脱:多因胃气不足,舌面失养所致。在肛肠疾病中,可见于长期营养不良、慢性消耗性疾病等患者。

通过观察舌象的变化,可以初步判断肛肠疾病的寒热虚实。例如,舌体胖大、舌苔黄腻者多为湿热下注型痔疮;舌体瘦小、舌苔白腻者多为气血两虚型脱肛;舌体红绛、舌苔剥脱者多为热入营血型肛周脓肿等。

二、闻诊在肛肠疾病中的独特性

闻诊是中医诊断学中的一项重要方法,通过聆听患者的声音、嗅闻患者的气味等,来获取疾病的相关信息。在肛肠疾病中,闻诊具有其独特的价值和意义。

(一)闻肛门气味以辨病性质

肛门气味,作为人体排泄物的一种表现形式,往往能反映出肛肠疾病的性质、病变程度以及患者的身体状况。在中医诊断中,闻肛门气味是辨别肛肠疾病性质的重要手段之一。

1. 正常肛门气味

正常情况下，肛门排出的气体（屁）具有一定的气味，但通常不会过于浓烈或带有异常臭味。这种气味主要来源于肠道内的食物残渣在细菌作用下产生的气体，如二氧化碳、氢气、甲烷等，以及少量硫化物等。

2. 异常肛门气味

当肛肠疾病发生时，肛门排出的气体往往会带有异常臭味，这种臭味不仅浓烈，而且可能伴有其他特殊气味。

（1）腥臭味。若肛门排出的气体带有腥臭味，可能提示存在消化道出血或肠道炎症等病变。消化道出血时，血液中的血红蛋白在肠道内被细菌分解，产生硫化物等具有腥臭味的物质。肠道炎症时，肠道内的细菌大量繁殖，产生大量具有臭味的代谢产物。

（2）酸臭味。若肛门排出的气体带有酸臭味，可能提示存在消化不良或肠道菌群失调等病变。消化不良时，食物在肠道内停留时间过长，被细菌过度分解，产生大量具有酸臭味的物质。肠道菌群失调时，有益菌减少，有害菌增多，导致肠道内的代谢产物异常增多，产生酸臭味。

（3）恶臭味。若肛门排出的气体带有恶臭味，可能提示存在严重的肠道感染或肠道肿瘤等病变。严重的肠道感染时，肠道内的细菌大量繁殖，产生大量具有恶臭味的代谢产物。肠道肿瘤时，肿瘤组织坏死、出血，被细菌分解后产生恶臭味。

通过闻肛门气味，医生可以初步判断肛肠疾病的性质、病变程度以及患者的身体状况。然而，需要注意的是，肛门气味的异常并不一定都代表肛肠疾病的发生，还可能与患者的饮食习惯、生活方式等因素有关。因此，在诊断过程中，医生需要结合患者的病史、症状、体征等多方面信息进行综合分析。

（二）听肠鸣音判断肛肠功能状态

肠鸣音是肠道蠕动时，肠道内的气体和液体随之流动而产生的声音。正常情况下，肠鸣音是连续而规律的，具有一定的频率和强度。在肛肠疾病中，肠鸣音的变化往往能反映出肛肠功能的状态。

1. 正常肠鸣音

正常情况下，肠鸣音的频率为每分钟4～5次，声音柔和而均匀。这种肠鸣音是肠道蠕动正常的表现，说明肠道内的气体和液体流动顺畅，肠道功能良好。

2.异常肠鸣音

当肛肠疾病发生时，肠鸣音往往会发生异常变化。

(1)肠鸣音亢进。若肠鸣音的频率超过每分钟10次以上，且声音响亮而高亢，可能提示存在急性肠炎、服泻药后或胃肠道大出血等病变。这些病变导致肠道蠕动加快，肠道内的气体和液体流动加速，从而产生亢进的肠鸣音。

(2)肠鸣音减弱或消失。若肠鸣音的频率低于每分钟3次以下，甚至听不到肠鸣音，可能提示存在急性腹膜炎、电解质紊乱或严重脓毒血症引起的肠麻痹等病变。这些病变导致肠道蠕动减慢或停止，肠道内的气体和液体流动减少或消失，从而产生减弱或消失的肠鸣音。

(3)肠鸣音不规律。若肠鸣音的频率和强度时高时低，不规律出现，可能提示存在肠道梗阻、肠道炎症等病变。这些病变导致肠道蠕动异常，肠道内的气体和液体流动不畅，从而产生不规律的肠鸣音。

通过听肠鸣音，医生可以初步判断肛肠功能的状态。肠鸣音的正常与否，不仅与肠道的蠕动功能有关，还与肠道内的气体和液体含量、肠道的通畅程度等因素有关。因此，在诊断过程中，医生需要结合患者的病史、症状、体征等多方面信息进行综合分析。

三、问诊在肛肠疾病诊断中的重要性

问诊是医生获取患者病史资料、了解患者病情的重要手段，在肛肠疾病诊断中占据着举足轻重的地位。通过详细询问病史，包括饮食习惯、排便情况、疼痛性质等，以及了解患者全身状况与肛肠疾病的关系，医生能够更全面地评估患者的病情，为制订准确的治疗方案提供有力依据。

(一)详细询问病史

1.饮食习惯

饮食习惯与肛肠疾病的发生密切相关。例如，长期食用辛辣刺激性食物(如辣椒、胡椒、生葱、生蒜等)可刺激直肠肛门黏膜，引起肠管痉挛、血管充血和扩张，从而加重痔疮和肛裂的病情，造成排便时的刺痛和坠胀感。因此，在问诊时，医生需要详细询问患者的饮食习惯，包括是否经常食用辛辣刺激性食物、是否饮食规律、是否暴饮暴食等，以便了解患者的饮食状况与肛肠疾病的关系。

2. 排便情况

排便情况是反映肛肠疾病严重程度的重要指标。通过询问患者的排便频率、大便性状（如干硬、稀软、黏液便、脓血便等）、排便是否顺畅、有无排便困难或便秘等，医生可以初步判断患者是否存在肛肠疾病及其严重程度。例如，大便干硬、排便困难可能是便秘或肛裂的表现；黏液便、脓血便则可能是结肠炎、直肠炎或肠道肿瘤的症状。

3. 疼痛性质

疼痛是肛肠疾病常见的症状之一，其性质多种多样，包括灼痛、撕裂样疼痛、刺痛、胀痛、坠痛等。通过询问患者的疼痛性质、疼痛部位、疼痛程度以及疼痛与排便的关系等，医生可以初步判断患者是否存在肛肠疾病及其类型。例如，撕裂样疼痛常见于肛裂，与排便相关；胀痛、坠痛则可能是内痔脱出或直肠脱垂的表现。

通过详细询问病史，医生能够更全面地了解患者的病情，为制订准确的治疗方案提供有力依据。同时，病史的询问也有助于医生发现潜在的病因和诱因，从而采取相应的预防措施。

（二）了解患者全身状况与肛肠疾病的关系

1. 全身状况与肛肠疾病的关系

肛肠疾病并非孤立存在，往往与患者的全身状况密切相关。例如，长期患有糖尿病、高血压等慢性疾病的患者，其肛肠疾病的发病率和严重程度可能更高。此外，一些全身性疾病如贫血、营养不良等也可能影响肛肠疾病的发生和发展。因此，在问诊时，医生需要详细询问患者的全身状况，包括是否患有慢性疾病、是否有药物过敏史、是否有家族遗传病史等，以便了解患者的全身状况与肛肠疾病的关系。

2. 全身状况对肛肠疾病治疗的影响

患者的全身状况不仅影响其肛肠疾病的发生和发展，还可能对治疗产生重要影响。例如，对于患有糖尿病的肛肠疾病患者，在手术前后需要严格控制血糖水平，以预防手术并发症的发生；对于营养不良的患者，在治疗过程中需要加强营养支持，以促进伤口愈合和病情恢复。因此，在问诊时，医生需要充分了解患者的全身状况，以便制订个性化的治疗方案，提高治疗效果。

3. 全身状况与肛肠疾病预后的关系

患者的全身状况还可能影响其肛肠疾病的预后。例如，对于患有严重慢性疾病或免疫功能低下的患者，其肛肠疾病的预后可能较差；而对于身体健康、免疫功能正常的患者，其肛肠疾病的预后则可能较好。因此，在问诊时，医生需要评估患者的全身状况，以便预测其肛肠疾病的预后，并为患者提供相应的健康指导和康复建议。

四、切诊在肛肠疾病中的具体运用

切诊是中医诊断学中的一种重要方法，包括切脉和触诊两个部分。在肛肠疾病的诊断中，切诊同样具有不可替代的地位。通过切脉和肛门指诊等手法，医生能够获取关于患者脏腑经络病变和肛管、直肠病变情况的重要信息，为制订治疗方案提供关键依据。

（一）切脉判断肛肠疾病的脏腑经络病变

1. 切脉的基本原理

切脉是通过触摸患者手腕部的寸口脉，感受其脉象的浮沉、迟数、滑涩、强弱等变化，从而推断患者脏腑经络的病变情况。脉象的变化能够反映出气血的盛衰、邪正的消长以及病位的深浅等信息。

2. 切脉在肛肠疾病中的应用

在肛肠疾病的诊断中，切脉可以帮助医生判断患者脏腑经络的病变情况。例如，若患者脉象弦紧，可能提示有肝气郁结、气血瘀滞的情况，这在肛肠疾病中可能表现为痔疮、肛裂等。若患者脉象细弱，可能提示气血不足、脾胃虚弱，这在肛肠疾病中可能表现为直肠脱垂、肛瘘等。此外，切脉还可以帮助医生了解患者的病位深浅、病情轻重以及邪正盛衰等情况，为制订个性化的治疗方案提供依据。

3. 切脉与脏腑经络的关系

中医认为，人体的脏腑经络与脉象之间存在着密切的联系。不同的脏腑经络病变会在脉象上表现出不同的特征。例如,肺与大肠相表里,若大肠有热,脉象可能表现为洪数;脾主运化,若脾胃虚弱,脉象可能表现为细弱。因此,在肛肠疾病的诊断中,切脉不仅可以帮助医生判断患者脏腑经络的病变情况,还可以为制订治疗方案提供重要的参考依据。

(二)肛门指诊检查肛管、直肠的病变情况

肛门指诊是肛肠科检查中最常用、最直接的方法之一。通过肛门指诊,医生能够直接触摸到肛管、直肠的病变情况,从而更准确地判断患者的病情。

1.肛门指诊的基本操作

肛门指诊的基本操作包括患者体位的摆放、医生的准备工作以及指诊的具体步骤等。患者通常采取侧卧位或截石位,医生戴好手套并涂以润滑液后,将示指轻轻插入患者肛门内进行检查。在检查过程中,医生需要仔细观察患者的肛管、直肠有无病变情况,如肿块、息肉、硬结、狭窄、瘘管等。

2.肛门指诊在肛肠疾病中的应用

肛门指诊在肛肠疾病的诊断中具有广泛的应用价值。例如,在直肠癌的早期诊断中,肛门指诊可以触及直肠内的肿块,为进一步的肠镜检查提供依据。此外,肛门指诊还可以用于诊断痔疮、肛裂、肛瘘、肛周脓肿等常见肛肠疾病。通过指诊,医生能够直接触摸到病变部位,了解病变的性质、大小、形状、硬度以及活动度等信息,从而为制订个性化的治疗方案提供依据。

3.肛门指诊的注意事项

(1)充分准备。医生需要戴好手套并涂以润滑液,以减少患者的不适感和疼痛感。同时,医生还需要准备好纸巾、纱布等物品,以便在检查过程中使用。

(2)轻柔操作。医生在进行肛门指诊时需要轻柔操作,避免粗暴用力以免对患者造成损伤。在检查过程中,医生需要仔细观察患者的肛管、直肠有无病变情况,并及时记录相关信息。

(3)全面检查。医生在进行肛门指诊时需要全面检查患者的肛管、直肠有无病变情况,包括肿块、息肉、硬结、狭窄、瘘管等。同时,医生还需要注意观察患者的肛门括约肌张力、直肠腔的大小以及有无压痛等情况。

(4)保护患者隐私。肛门指诊是一项涉及患者隐私的检查方法,医生在进行检查时需要尊重患者的隐私权和人格尊严,避免造成患者的心理不适和尴尬。

第三节　肛肠疾病的病理特征与诊断

一、肛肠疾病的常见病理特征

(一)炎症、溃疡、增生、梗阻等病理改变

1.炎症

炎症是肛肠疾病中最常见的病理改变之一。炎症的发生通常与感染、损伤、免疫反应等多种因素有关。在肛肠疾病中,炎症可以表现为局部的红肿、疼痛、渗出等症状。例如,肛窦炎是肛窦发生的急性或慢性炎症,其病理特征为肛窦黏膜充血、水肿、渗出,严重时甚至形成小脓肿。此外,溃疡性结肠炎、克罗恩病等炎症性肠病也属于炎症性肛肠疾病,其病理特征为肠道黏膜的持续性炎症,表现为黏膜充血、水肿、糜烂、溃疡等。

2.溃疡

溃疡是肛肠疾病中另一种常见的病理改变。溃疡的形成通常与炎症、感染、损伤等因素有关。在肛肠疾病中,溃疡可以表现为局部组织的坏死、脱落,形成深浅不一的缺损。例如,肛裂是一种感染性溃疡,其病理特征为肛管皮肤全层裂开并形成溃疡,溃疡面呈椭圆形或梭形,边缘不整齐,底深,色灰白。此外,肛瘘的瘘管口也常表现为溃疡状,其病理特征为瘘管口周围组织的坏死、脱落,形成经久不愈的溃疡。

3.增生

增生是肛肠疾病中一种较为复杂的病理改变,其发生与细胞的异常增殖有关。在肛肠疾病中,增生可以表现为局部组织的肥厚、增大,形成

肿块或结节。例如，直肠息肉是一种大肠黏膜表面的隆起物，其病理特征为黏膜上皮细胞的异常增殖，形成大小不一的肿块。此外，肛乳头瘤也是一种增生性疾病，其病理特征为肛乳头细胞的异常增殖，形成瘤样肿物。需要注意的是，虽然肛乳头瘤多为良性，但长期慢性炎症刺激可能导致其恶变。

4. 梗阻

梗阻是肛肠疾病中一种较为严重的病理改变，其发生与肠道的狭窄、堵塞等因素有关。在肛肠疾病中，梗阻可以表现为大便排出困难、腹胀、腹痛等症状。例如，直肠脱垂是一种由于直肠黏膜、直肠全层或肛管向下移位而脱出肛门外的疾病，其病理特征为直肠黏膜的松弛、下垂，严重时甚至导致肠道梗阻。此外，肛周脓肿如果得不到及时治疗，其脓腔可能逐渐扩大并压迫周围组织，导致肠道梗阻的发生。

（二）病理特征与肛肠疾病类型的关系

1. 炎症与肛肠疾病类型的关系

炎症是肛肠疾病中最常见的病理改变之一，涉及多种疾病类型。例如，肛窦炎、直肠炎、结肠炎等都属于炎症性肛肠疾病。这些疾病的病理特征主要表现为肠道黏膜的充血、水肿、渗出等炎症反应。此外，溃疡性结肠炎、克罗恩病等炎症性肠病也属于炎症性肛肠疾病范畴，其病理特征为肠道黏膜的持续性炎症，表现为黏膜充血、水肿、糜烂、溃疡等。这些疾病的治疗通常需要针对炎症进行抗炎、抗感染等治疗。

2. 溃疡与肛肠疾病类型的关系

溃疡是肛肠疾病中另一种常见的病理改变，其与多种疾病类型密切相关。例如，肛裂是一种感染性溃疡，其病理特征为肛管皮肤全层裂开并形成溃疡。此外，肛瘘的瘘管口也常表现为溃疡状。这些疾病的病理特征主要表现为局部组织的坏死、脱落，形成深浅不一的缺损。对于肛裂和肛瘘等溃疡性疾病，治疗通常需要针对溃疡进行清创、换药等处理，以促进溃疡面的愈合。

3. 增生与肛肠疾病类型的关系

增生是肛肠疾病中一种较为复杂的病理改变，其与多种疾病类型有关。例如，直肠息肉、肛乳头瘤等都属于增生性疾病。这些疾病的病理特征主要表现为局部组织的肥厚、增大，形成肿块或结节。对于直肠息肉和肛乳头瘤等增生性疾病，治疗通常需要针对增生组织进行手术切除等处理，以防止其恶变或进一步增大。

4.梗阻与肛肠疾病类型的关系

梗阻是肛肠疾病中一种较为严重的病理改变，其与多种疾病类型密切相关。例如，直肠脱垂、肛周脓肿等都属于可能导致肠道梗阻的疾病。这些疾病的病理特征主要表现为肠道的狭窄、堵塞等梗阻症状。对于直肠脱垂和肛周脓肿等梗阻性疾病，治疗通常需要针对梗阻进行复位、切开排脓等处理，以恢复肠道的通畅性。

二、肛肠疾病的现代诊断技术

随着医学科技的进步，肛肠疾病的诊断技术也得到了极大的发展。现代诊断技术不仅提高了诊断的准确性和效率，还减少了患者的痛苦和不适。

（一）电子肛肠镜检查的应用与优势

电子肛肠镜是一种前端带有摄像头的检查设备，通过肛门插入直肠，对肛肠内部进行直观、清晰的观察。它可以检查肛管、直肠末端及齿状线附近的病变，如痔疮、肛瘘、肛周脓肿、脱肛、肛门瘙痒等。电子肛肠镜不仅可以观察病变的形态、大小、位置等，还可以进行活体组织检查，为疾病的诊断和治疗提供重要依据。

电子肛肠镜配备了高分辨率摄像头，可以提供清晰的图像，使医生能够更准确地观察肠道内部的情况。图像可以实时传输到显示屏上，医生能够即时观察到肠道内部情况，提高诊断的准确性和效率。

电子肛肠镜不仅用于诊断，还可以辅助进行一些治疗操作，如活检、止血、切除息肉等微创手术。现代电子肛肠镜采用先进材料和设计，减少了对肠壁的刺激和损伤，操作方式较为柔和，能够更好地保护患者的肠道黏膜，检查过程相对舒适，患者接受度较高，且检查时间短，当时即可拿到检查结果，不影响患者的工作和生活。

（二）直肠超声检查在肛肠疾病诊断中的作用

直肠超声检查可以穿透力强，检查距肛缘一定范围内的病变所在的肠壁组织层面、病变性质及与周围组织的关系。它主要用于评估直肠新生物浸润的深度，正常的直肠壁显示五层结构。超声可通过黏膜下层的完整性与否来分辨良性息肉和浸润性肿瘤。肛管内超声还可用于评估肛管周围复杂的解剖结构，能很好地分辨内、外肛门括约肌和耻骨直肠肌。此外，直肠超声检查还可用于诊断肛周感染（如明确复杂肛瘘内口位置、明确瘘管行走范围）、骶尾部病变、直肠下段腔内外占位性病变（如肿瘤的分期、定位、侵犯深度）、括约肌损伤及盆底功能（便秘、肛门失禁、尿失禁等）以及肛内异物等。

直肠超声检查是一种无创检查方法，患者无须承担手术风险，且检查费用相对较低，操作简便快捷，检查时间短，患者可以迅速得到诊断结果。直肠超声检查穿透力强，可以清晰地显示肠壁组织层面及病变性质，为疾病的诊断和治疗提供重要依据，还可以显示血流情况，为疾病的诊断和治疗提供更完善的图像依据。

（三）实验室检查在肛肠疾病诊断中的辅助意义

实验室检查在肛肠疾病诊断中的应用非常广泛。例如，血常规检查可以评估患者的血液状况，判断是否存在感染、贫血等情况；粪便常规检查可以了解患者的肠道消化功能，判断是否存在消化道出血、寄生虫感染等情况；生化检查可以评估患者的肝肾功能、电解质平衡等状况；肿瘤标志物检查可以辅助诊断结直肠癌等恶性肿瘤。

实验室检查是一种客观准确的诊断方法，通过检测患者的生物样本，可以获取准确的数据和信息，为疾病的诊断和治疗提供依据。

实验室检查是一种无创检查方法，患者无须承担手术风险，且检查过程便捷快速，而且可以全面系统地评估患者的身体状况，包括血液、粪便、尿液等多个方面，为疾病的诊断和治疗提供全面的依据。

实验室检查还可以作为其他诊断方法的辅助手段，如电子肛肠镜检查、直肠超声检查等，提高诊断的准确性和效率。

三、中医辨证与西医诊断的结合

在肛肠疾病的诊疗过程中，中医辨证与西医诊断的结合已经成为一种趋势，这种结合不仅体现了现代医学与传统医学的融合，也为肛肠疾病的诊断和治疗提供了新的思路和方法。

（一）中医辨证与西医诊断的互补性

1.理论基础不同，但目标一致

中医辨证与西医诊断的理论基础截然不同。中医辨证注重从整体观念出发，认为人体是一个有机的整体，疾病的发生是机体内部脏腑、经络、气血等失衡的结果。而西医诊断则侧重于从微观的角度，通过解剖学、生理学、病理学等学科知识，对疾病进行精确的诊断。尽管两者理论基础不同，但目标都是为了准确判断疾病，为患者提供有效的治疗。

2.诊断方法各具特色

中医辨证主要通过望、闻、问、切四诊合参，收集患者的症状、体征等信息，结合中医理论进行综合分析，判断疾病的病因、病机、病位等。这种方法注重从整体上把握患者的病情，强调个体化治疗。而西医诊断则主要借助现代科技手段，如电子肛肠镜、直肠超声、实验室检查等，对疾病进行精确的诊断。这些方法能够直观地显示病变部位、形态、大小等，为治疗提供客观的依据。

3.优势互补，提高疗效

中医辨证与西医诊断各具特色，优势互补。中医辨证注重从整体调节机体的平衡，通过中药内服、针灸、推拿等方法，改善患者的体质和内部环境，达到治疗疾病的目的。这种方法在治疗慢性疾病、调理身体机能方面具有显著优势。而西医诊断则侧重于快速缓解患者的症状，通过手术、药物等方法，直接针对病变部位进行治疗。这种方法在治疗急性疾病、去除病变组织方面具有显著优势。将两者结合起来，可以充分发挥各自的优势，提高疗效，减少副作用。

（二）两者结合提高肛肠疾病诊断的准确性

1.综合判断病情，提高诊断的全面性

中医辨证通过望、闻、问、切四诊合参，收集患者的症状、体征等信息，结合中医理论进行综合分析，判断疾病的病因、病机、病位等。这种方法注重从整体上把握患者的病情，强调个体化治疗。而西医诊断则通过现代科技手段，如电子肛肠镜、直肠超声等，对疾病进行精确的诊断。这些方法能够直观地显示病变部位、形态、大小等，为治疗提供客观的依据。将两者结合起来，可以实现对病情的全面、准确的判断，提高诊断的全面性。

2. 相互借鉴，提高诊断的准确性

在肛肠疾病的诊断中，中医辨证可以通过望诊观察患者的面色、舌苔、脉象等，结合问诊了解患者的症状、病史等，判断疾病的寒热虚实、气血阴阳等。这些信息可以为西医诊断提供重要的参考，帮助西医医生更准确地判断病情。同时，西医诊断通过现代科技手段获取的病变部位、形态、大小等信息，也可以为中医辨证提供客观的依据，帮助中医医生更准确地判断疾病的病因、病机、病位等。这种相互借鉴的方式，可以充分发挥各自的优势，提高诊断的准确性。

3. 个体化治疗，提高疗效

中医辨证注重从整体调节机体的平衡，通过中药内服、针灸、推拿等方法，改善患者的体质和内部环境。而西医诊断则侧重于快速缓解患者的症状，通过手术、药物等方法，直接针对病变部位进行治疗。将两者结合起来，可以根据患者的具体情况和病情需要，制订个性化的治疗方案。例如，在肛肠疾病的治疗中，对于轻度的肛肠疾病，如内痔初期、肛裂等，可以先采用中医辨证的方法进行保守治疗，通过中药内服、熏洗等方法缓解症状。如果效果不佳，再考虑西医的手术等治疗方法。对于一些复杂的肛肠疾病，如高位复杂性肛瘘、肛周脓肿等，西医的手术治疗往往是首选。但术后可以结合中医的中药调理和康复治疗，促进伤口愈合，减少并发症的发生。这种个体化的治疗方式，可以充分发挥中医辨证与西医诊断的优势，提高疗效，减少副作用。

4. 促进医学模式的转变

传统的医学模式往往侧重于疾病本身的治疗，而忽视了对患者整体健康状况的关注和调理。而中医辨证与西医诊断的结合，可以实现从疾病治疗向健康管理的转变。中医辨证注重从整体调节机体的平衡，通过中药内服、针灸、推拿等方法，改善患者的体质和内部环境，达到预防疾病、促进健康的目的。而西医诊断则侧重于对疾病进行精确的诊断和治疗，通过现代科技手段提高诊疗效果。将两者结合起来，可以实现对患者整体健康状况的关注和调理，提高患者的生活质量和健康水平。

5. 推动中西医结合的发展

随着医学的不断发展和进步，中医辨证与西医诊断的结合已经成为一种趋势。这种结合不仅体现了现代医学与传统医学的融合，也为肛肠疾病的诊断和治疗提供了新的思路和方法。通过不断的研究和实践，中医辨证与西医诊断的结合将会更加紧密和深入，为肛肠疾病的诊疗提供更加全面、有效的方案。

第四节　中医肛肠病的治则与治法

一、中医肛肠病的治疗原则

中医肛肠病的治疗原则，是基于中医的整体观念和辨证论治思想，结合肛肠疾病的特殊性和复杂性而制定的。这些原则不仅体现了中医对肛肠疾病病因病机的深刻理解，也为临床治疗提供了明确的指导。

（一）整体观念与辨证论治相结合

中医的整体观念认为，人体是一个有机的整体，各脏腑、经络、气血等相互关联、相互影响。在肛肠疾病的治疗中，整体观念强调不仅要关注肛门局部的病变，还要考虑到全身脏腑、气血等整体状况。

辨证论治是中医的核心思想之一，它强调在诊断疾病时要根据患者的具体病情、体质、年龄、性别等因素，综合分析病因、病机，制订个性化的治疗方案。在肛肠疾病的治疗中，辨证论治尤为重要。

整体观念与辨证论治相结合，是中医肛肠病治疗的基本原则。它要求医生在治疗肛肠疾病时，既要考虑肛门局部的病变，又要结合患者的整体状况进行辨证施治。

（二）内外兼治，标本兼顾

1. 内外兼治

内外兼治是中医肛肠病治疗的重要原则之一。它强调在治疗肛肠疾病时，既要注重内服药物的调理，又要结合外用药物的局部治疗。内服药物可以通过调节脏腑功能、改善气血循环等方式，从根本上改善肛肠疾病的发生环境。例如，对于便秘这一症状，中医会开具具有润肠通便、补气养血等功效的中药方剂进行调理。而外用药物则可以直接作用于肛门局部，缓解患者的症状，促进伤口的愈合。

2.标本兼顾

标本兼顾是中医肛肠病治疗的又一重要原则。它强调在治疗肛肠疾病时，既要针对当前的主要症状进行治疗（治标），又要考虑疾病的根本原因（治本）。

3.内外兼治与标本兼顾的结合

内外兼治与标本兼顾的结合，是中医肛肠病治疗的核心原则。它要求医生在治疗肛肠疾病时，既要注重内服药物的调理和外用药物的局部治疗（内外兼治），又要考虑疾病的根本原因和当前的主要症状（标本兼顾）。

此外，中医肛肠病的治疗还强调个体化治疗的重要性。每个患者的病情、体质、年龄、性别等因素都不同，因此，在治疗过程中应根据患者的具体情况制订个性化的治疗方案。例如，对于老年人或体弱多病的患者，在治疗时应更加注重调补正气，增强机体的抗病能力；而对于年轻人或体质较好的患者，则可以更加注重攻邪外出，迅速缓解症状。

二、具体治法及其应用

（一）清热解毒法在治疗肛周脓肿中的应用

肛周脓肿是一种急性化脓性感染，属于中医"肛痈"的范畴。中医认为，肛周脓肿的发生与湿热下注、肛周热毒、阴虚内热等因素有关。清热解毒法作为中医治疗肛周脓肿的主要方法之一，通过清除体内的热毒，达到消肿止痛、促进脓肿消散的目的。

1.药物应用

常用的具有清热解毒功效的中药有金银花、连翘、蒲公英、紫花地丁、野菊花等。这些中药可以单独使用，也可以组合成方剂，如五味消毒饮、仙方活命饮等。这些药物通过内服，能够清泻体内热毒，改善肛周脓肿的局部炎症和全身症状。

除了内服中药外，中医还常用具有清热解毒、消肿止痛的外用药物来治疗肛周脓肿。例如，将黄连、黄柏、大黄等中药研成粉末，用醋或酒调匀后敷于患处，可以直接作用于病灶，促进脓肿的消散和炎症的吸收。

2.其他治疗方法结合

对于肛周脓肿已成，脓液已成的患者，单纯的药物治疗可能效果不佳。此时，应及时行切开引流术，将脓液排出，以减轻局部压力，促进炎症的消退。术后可以结合清热解毒的中药内服和外敷，以巩固疗效。

对于位置较深的肛周脓肿，可以采用灌肠治疗。将具有清热解毒功效的中药方剂煎汤后，通过肛门灌入肠道，使药物直接作用于病灶，达到治疗的目的。

3.注意事项

虽然清热解毒法是治疗肛周脓肿的常用方法，但具体用药应根据患者的体质、病情和病因进行辨证施治。例如，对于阴虚内热型肛周脓肿，应适当加用滋阴清热的药物。

患者在治疗期间应保持肛周清洁干燥，避免使用刺激性洗液清洗，以免影响病情恢复。

患者应忌食辛辣刺激、油腻煎炸等助热生湿的食物，以免加重病情。宜食用清淡易消化、富含营养的食物，如蔬菜、水果、粥类等。

（二）活血化瘀法在治疗痔疮、肛裂中的效果

痔疮和肛裂是常见的肛肠疾病，中医认为其发病与气血瘀滞、经络不通有关。活血化瘀法通过改善肛门部位的血液循环，达到消肿止痛、促进伤口愈合的目的。

1.药物应用

常用的具有活血化瘀功效的中药有桃仁、红花、赤芍、当归、川芎等。这些中药可以单独使用，也可以组合成方剂，如血府逐瘀汤、桃红四物汤等。这些药物通过内服，能够改善肛门部位的血液循环，减轻痔疮和肛裂的症状。

常用的外用药物有马应龙麝香痔疮膏、复方角菜酸酯乳膏等。这些药物具有清热解毒、消肿止痛、活血化瘀的作用，能够直接作用于痔疮和肛裂的病灶，缓解症状。

2. 其他治疗方法结合

通过针灸特定的穴位，如长强穴、会阳穴、承山穴等，可以疏通经络、调和气血，促进痔疮和肛裂的愈合。针灸疗法还可以缓解患者的疼痛、便秘等症状。

还可以将具有活血化瘀功效的中药，如黄柏、金银花、延胡索、苦参等，煎汤后坐浴熏洗。这种方法可以借助温热及药物作用，促进肛门部位的血液循环，加速炎症的吸收和消散。

3. 注意事项

虽然活血化瘀法在治疗痔疮和肛裂中有显著效果，但具体用药应根据患者的体质、病情和病因进行辨证施治。例如，对于气虚血瘀型痔疮，应适当加用益气活血的药物。

患者应保持良好的排便习惯，避免长时间久坐或久站，以减少肛门局部压力，促进静脉回流。同时，应避免过度用力排便，以免加重病情。

患者应忌食辛辣刺激、油腻煎炸等助热生湿的食物，以免加重病情。宜食用清淡易消化、富含纤维素的食物，如蔬菜、水果、粗粮等，以保持大便通畅。

（三）益气升提法在治疗脱肛中的运用

脱肛，中医称之为直肠脱垂，认为其发病与脾气不足、气虚下陷有关。益气升提法通过健脾补气升提，达到治疗脱肛的目的。

1. 药物应用

常用的具有益气升提功效的中药有黄芪、党参、白术、升麻、柴胡等。这些中药可以单独使用，也可以组合成方剂，如补中益气汤等。这些药物通过内服，能够健脾补气、升提中气，有助于缓解脱肛的症状。

对于脱肛患者，中医还常用具有收敛固涩作用的外用药物，如五倍子、金樱子等。这些药物可以制成散剂或膏剂，敷于患处，以促进脱肛的复位和愈合。

2. 其他治疗方法结合

通过推拿按摩特定的穴位和经络，如足三里、关元、气海等，可以疏通经络、调和气血、促进脱肛的复位和愈合。推拿按摩法还可以缓解患者的腹痛、腹胀等症状。

通过针灸特定的穴位，如百会穴、长强穴等，可以升提中气，促进脱肛的复位。针灸疗法还可以增强患者的体质、预防脱肛的复发。

3.注意事项

虽然益气升提法在治疗脱肛中有显著效果，但具体用药应根据患者的体质、病情和病因进行辨证施治。例如，对于湿热下注型脱肛，应适当加用清热利湿的药物。

患者应避免过度用力排便、久蹲久坐等不良习惯，以减少肛门局部压力，促进脱肛的复位和愈合。同时，应保持大便通畅，避免便秘和腹泻的发生。

患者应忌食辛辣刺激、油腻煎炸等助热生湿的食物，以免加重病情。宜食用清淡易消化、富含营养的食物，如蔬菜、水果、粥类等，以增强体质，促进疾病的康复。

（四）燥湿止痒法在治疗肛门湿疹中的实践

肛门湿疹是一种常见的皮肤疾病，中医认为其发病与湿热下注、脾虚湿盛、血虚风燥等因素有关。燥湿止痒法通过清热燥湿、养血祛风，达到治疗肛门湿疹的目的。

1.药物应用

常用的具有燥湿止痒功效的中药有黄柏、苦参、地肤子、白鲜皮等。这些中药可以单独使用，也可以组合成方剂，如龙胆泻肝汤、除湿胃苓汤等。这些药物通过内服，能够清热燥湿、养血祛风，有助于缓解肛门湿疹的症状。

常用的外用药物有炉甘石洗剂、氧化锌软膏等。这些药物具有收敛止痒、保护皮肤的作用，能够直接作用于肛门湿疹的病灶，缓解症状。此外，还可以将具有燥湿止痒功效的中药，如黄柏、苦参等，煎汤后坐浴熏洗，以增强治疗效果。

2.其他治疗方法结合

通过针灸特定的穴位，如血海穴、风市穴、曲池穴等，可以疏通经络、调和气血，促进肛门湿疹的愈合。针灸疗法还可以缓解患者的瘙痒、疼痛等症状。

对于顽固性的肛门湿疹，可以采用光疗等物理治疗方法。光疗能够利用特定波长的光线照射患处,促进炎症的消退和组织的修复。

3.注意事项

虽然燥湿止痒法在治疗肛门湿疹中有显著效果,但具体用药应根据患者的体质、病情和病因进行辨证施治。例如,对于血虚风燥型肛门湿疹,应适当加用养血祛风的药物。

患者在治疗期间应保持肛周清洁干燥,避免使用刺激性洗液清洗,以免影响病情恢复。同时,应避免过度搔抓患处,以免加重病情。

患者应忌食辛辣刺激、油腻煎炸等助热生湿的食物,以免加重病情。宜食用清淡易消化、富含营养的食物,如蔬菜、水果、粥类等。此外,还可以适当食用一些具有清热燥湿、养血祛风功效的食物,如绿豆、薏米、红枣等。

三、治法与方剂的配伍原则

(一)方剂配伍的君臣佐使原则

方剂配伍的君臣佐使原则,是中医方剂学中的核心配伍原则,它代表着药物在方剂中的角色和作用。这一原则最早见于《黄帝内经》的《素问·至真要大论》,其中有:"主药之谓君,佐君之谓臣,应臣之谓使。"

1.君药

君药是方剂中的主药,针对疾病的主要症状或病机起主要治疗作用。君药通常具有药力较强、药味较少以及用量较大的特点。

2.臣药

臣药是辅助君药发挥治疗作用的药物,或者主要治疗兼症、次要症状的药物。臣药与君药在功效和临床应用方向上一般保持一致,具有加强君药治疗主病或主证的功效。

3.佐药

佐药是协助君、臣药治疗兼症或次要症状的药物,或者制约君、臣药的烈性,或者针对君、臣药可能引发的不良反应进行治疗的药物。佐药在方剂中起到协同、制约和辅助的作用,有助于提高整个方剂的治疗效果。

4.使药

使药是指引导其他药物到达病变部位，或调和各药物之间的作用的药物。使药在方剂中起到引导和调和的作用，有助于将药物的作用精准地导向病变部位，提高治疗效果。

（二）根据病情调整方剂配伍以提高疗效

1.辨证施治

中医强调辨证施治，即根据患者的具体病情、体质、年龄等因素，结合药物的药性、功效和配伍关系，精心选择君、臣、佐、使药物。例如，在治疗肛周脓肿时，对于热毒炽盛型患者，应选用清热解毒、消肿止痛的方剂；而对于气血两虚型患者，则应选用益气养血、托毒外出的方剂。

2.灵活调整君、臣、佐、使药物的配置

为了治疗复杂的疾病或严重的病情，方剂中可能会使用两味或更多的药物作为君药，以共同发挥主要治疗作用。同时，臣药、佐药和使药的配置也需要根据病情灵活调整。例如，在治疗痔疮时，对于以出血为主要症状的患者，应选用具有止血功效的药物作为君药；而对于以疼痛为主要症状的患者，则应选用具有止痛功效的药物作为君药。

3.注意药物间的相互作用

在方剂配伍过程中，需要充分了解各种药物的药性、功效和归经等信息，避免药物间的负面相互作用。例如，某些药物在配伍使用时可能会产生相恶或相反的作用，从而影响疗效甚至产生不良反应。因此，在配伍方剂时，需要仔细斟酌药物的选择和用量，以确保处方的安全性和有效性。

4.遵循剂量原则

中药的剂量对于疗效有着至关重要的影响。剂量过大可能导致不良反应，而剂量不足则可能影响疗效。因此，在配伍方剂时，需要严格遵循剂量原则，根据患者的年龄、体质和病情等因素合理确定各种药物的用量。同时，还需要注意药物的煎服方法和服药时间等细节，以确保药物能够充分发挥作用。

第五节 肛肠科常用中药及方剂

一、肛肠科常用中药分类

(一)清热解毒类中药及其功效

清热解毒类中药在肛肠科的应用极为广泛,它们主要用于治疗由热毒、湿热等引起的肛肠疾病,如痔疮、肛周脓肿、肛瘘、肛裂等。

1. 黄连

黄连味苦,性寒,归心、脾、胃、胆、大肠经,具有清热燥湿、泻火解毒的功效。

黄连常用于治疗湿热痞满、呕吐泻痢、高热神昏、心烦不寐、血热吐衄、痈肿疖疮、目赤肿痛等症状。在肛肠科中,黄连常用于治疗痔疮、肛周脓肿等由湿热毒邪引起的疾病,能够清除体内的湿热和火毒,缓解炎症和疼痛。

2. 黄芩

黄芩味苦,性寒,归肺、胆、脾、大肠、小肠经,具有清热燥湿、泻火解毒、止血、安胎的功效。

黄芩在临床上常用于缓解湿热痞满、黄疸泻痢、肺热咳嗽、高热烦渴、血热吐衄、胎热胎动不安等症状。在肛肠科中,黄芩常用于治疗湿热下注引起的痔疮、肛周脓肿等,其清热燥湿、泻火解毒的功效能够有效缓解病情。

3. 金银花

金银花味甘,性寒,归肺、心、胃经,具有清热解毒、疏散风热的功效。

金银花常用于治疗痈肿疔疮、喉痹、丹毒、热毒血痢、风热感冒、温病发热等症状。在肛肠科中,金银花常用于治疗肛周脓肿、肛瘘等由热毒引起的疾病,其清热解毒、疏散风热的功效能够有效缓解病情。

4. 黄柏

黄柏味苦,性寒,归肾、膀胱经,具有清热燥湿、泻火解毒、退虚热的功效。

黄柏常用于治疗湿热泻痢、黄疸尿赤、带下阴痒、热淋涩痛、盗汗、遗精、疮疡肿毒、湿疹湿疮等症状。在肛肠科中，黄柏常用于治疗湿热下注所致的痔疮、肛周湿疹等，其清热燥湿、泻火解毒的功效能够有效缓解病情。

5. 马齿苋

马齿苋味酸，性寒，归肝、大肠经，具有清热解毒、凉血止血、止痢的功效。

马齿苋常用于治疗热毒血痢、痈肿疔疮、湿疹、丹毒、蛇虫咬伤、便血、痔血、崩漏下血等症状。在肛肠科中，马齿苋常用于治疗痔疮、肛周脓肿等由湿热毒邪引起的疾病，其清热解毒、凉血止血的功效能够有效缓解病情。

（二）活血化瘀类中药及其应用

活血化瘀类中药在肛肠科的应用也非常广泛，它们主要用于治疗由瘀血引起的肛肠疾病，如血栓痔、炎性痔、混合痔脱出嵌顿等。

1. 当归

当归味甘、辛，性温，归肝、心、脾经，具有补血活血、调经止痛、润肠通便的功效。

当归常用于治疗血虚萎黄、眩晕心悸、月经不调、经闭痛经、虚寒腹痛、风湿痹痛、跌扑损伤、痈疽疮疡、肠燥便秘等症状。在肛肠科中，当归常用于治疗痔疮、肛周脓肿等由瘀血引起的疾病，其补血活血、调经止痛的功效能够促进血液循环，缓解病情。

2. 川芎

川芎味辛，性温，归肝、胆、心包经，具有活血行气、祛风止痛的功效。

川芎常用于治疗血瘀气滞痛证、头痛、风湿痹痛等症状。在肛肠科中，川芎常用于治疗血栓痔、炎性痔等由瘀血引起的疾病，其活血行气、祛风止痛的功效能够促进血液循环，缓解疼痛。

3. 三七

三七味甘、微苦，性温，归肝、胃经，具有散瘀止血、消肿定痛的功效。

三七常用于治疗咯血、吐血、衄血、便血、崩漏、外伤出血、胸腹刺痛、跌扑肿痛等症状。在肛肠科中，三七常用于治疗痔疮、肛周脓肿等由瘀血引起的疾病，其散瘀止血、消肿定痛的功效能够促进血液循环，缓解病情。

4.红花

红花味辛，性温，归心、肝经，具有活血通经、散瘀止痛的功效。

红花常用于治疗经闭痛经、恶露不行、症瘕痞块、胸痹心痛、瘀滞腹痛、胸胁刺痛、跌扑损伤、疮疡肿痛等症状。在肛肠科中，红花常用于治疗血栓痔、炎性痔等由瘀血引起的疾病，其活血通经、散瘀止痛的功效能够促进血液循环，缓解病情。

5.桃仁

桃仁味苦、甘，性平，有小毒，归心、肝、大肠经，具有活血祛瘀、润肠通便、止咳平喘的功效。

桃仁常用于治疗经闭痛经、癥瘕痞块、肺痈肠痈、跌扑损伤、肠燥便秘、咳嗽气喘等症状。在肛肠科中，桃仁常用于治疗痔疮、肛周脓肿等由瘀血引起的疾病，其活血祛瘀、润肠通便的功效能够促进血液循环，缓解病情。

(三)益气养阴类中药在肛肠病中的作用

益气养阴类中药在肛肠科中的应用主要针对气阴两虚型肛肠疾病，如便秘、慢性结肠炎等。

1.黄芪

黄芪味甘，性微温，归脾、肺经，具有补气升阳、益卫固表、托毒生肌、利水消肿的功效。

黄芪常用于治疗脾气虚证、肺气虚证、气虚自汗、气血亏虚、疮疡难溃难腐或溃久难敛等症状。在肛肠科中，黄芪常用于治疗慢性结肠炎、肛门失禁等由气虚引起的疾病，其补气升阳、益卫固表的功效能够增强机体抗病能力，促进病情恢复。

2.山药

山药味甘，性平，归脾、肺、肾经，具有益气养阴、补脾肺肾、固精止带的功效。

山药常用于治疗脾虚食少、倦怠乏力、便溏泄泻、肺虚喘咳、肾虚遗精、带下尿频、内热消渴等症状。在肛肠科中，山药常用于治疗便秘、痔疮等由气阴两虚引起的疾病，其益气养阴、补脾肺肾的功效能够增强机体抗病能力，促进病情恢复。

3.麦冬

麦冬味甘、微苦，性微寒，归心、肺、胃经，具有养阴生津、润肺清心的功效。

麦冬常用于治疗肺胃阴虚证、心阴虚证、热病津伤证等症状。在肛肠科中，麦冬常用于治疗便秘、痔疮等由阴虚引起的疾病，其养阴生津、润肺清心的功效能够滋润肠道，促进病情恢复。

4.党参

党参味甘，性平，归脾、肺经，具有补脾益肺、生津养血的功效。

党参常用于治疗脾肺气虚证、气血两虚证、气津两伤证等症状。在肛肠科中，党参常用于治疗便秘、痔疮等由气虚引起的疾病，其补脾益肺、生津养血的功效能够增强机体抗病能力，促进病情恢复。

5.枸杞子

枸杞子味甘，性平，归肝、肾经，具有滋补肝肾、益精明目的功效。

枸杞子常用于治疗肝肾阴虚及早衰证等症状。在肛肠科中，枸杞子常用于治疗慢性结肠炎、痔疮等由肝肾阴虚引起的疾病，其滋补肝肾、益精明目的功效能够增强机体抗病能力，促进病情恢复。

二、经典方剂及其临床应用

（一）槐花散在治疗痔疮出血中的临床应用

槐花散是一种经典的中医方剂，主要用于治疗痔疮出血等症状。其组成成分通常包括槐花、侧柏叶、荆芥穗、枳壳等，具有清肠止血、疏风行气的功用。

1.痔疮出血的治疗

槐花散中的槐花和侧柏叶具有凉血止血的功效，能够针对痔疮出血的病机进行有效治疗。槐花能够清除血管垃圾、扩张血管，有助于改善肛门周围的血液循环，减少出血。侧柏叶则能够收敛止血，增强止血效果。

荆芥穗具有疏风解表、止血的功效，能够缓解痔疮引起的肛门疼痛、瘙痒等症状。同时，荆芥穗还能够促进肛门周围的血液循环，有助于痔疮的愈合。

枳壳具有行气宽中的功效，能够缓解痔疮引起的腹胀、便秘等症状。同时，枳壳还能够促进肠道蠕动，改善肛门周围的血液循环，减少出血。

槐花散通常通过煎服或外敷的方式使用。对于痔疮出血较轻的患者，可以直接煎服槐花散；对于痔疮出血较重或伴有肛门疼痛、瘙痒等症状的患者，可以将槐花散外敷于患处，以加强治疗效果。

2.注意事项

槐花散药性寒凉，因此只能暂用，不能久服。对于脾胃素虚或长期便血导致气虚、阴虚的患者，应慎用槐花散，以免加重病情。

槐花散应在医师指导下使用，患者不应自行盲目用药。同时，患者在用药期间应注意饮食调节，避免辛辣、刺激性食物，以免加重病情。

（二）龙胆泻肝汤在治疗肛周湿疹中的疗效

龙胆泻肝汤是一种具有清肝利胆、祛湿止痒功效的经典方剂，主要用于治疗肝胆湿热、湿热下注等引起的病症，包括肛周湿疹。

1.肛周湿疹的治疗

龙胆泻肝汤中的龙胆草具有清肝泻火的功效，能够针对肛周湿疹由肝胆湿热引起的病机进行有效治疗。龙胆草能够清热燥湿，减轻肛门周围的炎症反应。

黄芩、栀子等药物具有清热燥湿、解毒的功效，能够增强龙胆草的清热燥湿作用，进一步减轻肛门周围的炎症反应。

泽泻、木通等药物具有利尿通淋的功效，能够促进体内湿热的排出，有助于改善肛周湿疹的症状。

当归、生地黄等药物具有养血活血的功效，能够滋润肛门周围的皮肤，促进湿疹的愈合。

龙胆泻肝汤通常通过煎服的方式使用。患者应在医师指导下按照规定的剂量和用法服用，以达到最佳的治疗效果。

2.注意事项

龙胆泻肝汤药性寒凉，因此脾胃虚弱或体质虚寒的患者应慎用。

患者在用药期间应注意饮食调节，避免辛辣、刺激性食物以及油腻、甜食等，以免加重病情。

肛周湿疹可能伴有严重的瘙痒或疼痛等症状，患者应及时就医以获得适当的治疗。龙胆泻肝汤应在医师指导下使用，患者不应自行盲目用药。

（三）补中益气汤在治疗脱肛中的运用体会

补中益气汤是一种具有补中益气、升阳举陷功效的经典方剂，主要用于治疗脾虚气陷、中气下陷等引起的病症，包括脱肛。

1.脱肛的治疗

补中益气汤中的黄芪具有补中益气、升阳举陷的功效，能够针对脱肛由中气下陷引起的病机进行有效治疗。黄芪能够增强机体的抗病能力，促进肛门括约肌的收缩和恢复。

人参、白术等药物具有补气健脾的功效，能够增强机体的脾胃功能，促进气血的生成和运行，有助于改善脱肛的症状。

当归具有养血活血的功效，能够滋润肛门周围的皮肤和组织，促进脱肛的愈合。

升麻、柴胡等药物具有升阳举陷的功效，能够协助黄芪升提中气，恢复肛门括约肌的支撑固定作用。

补中益气汤通常通过煎服的方式使用。患者应在医师指导下按照规定的剂量和用法服用，以达到最佳的治疗效果。同时，患者还可以配合针灸、推拿等物理治疗方法，以促进病情的恢复。

2.注意事项

补中益气汤药性温热，因此阴虚火旺或湿热内盛的患者应慎用。

患者在用药期间应注意饮食调节，避免辛辣、刺激性食物以及油腻、甜食等，以免影响药效。

脱肛患者应注意休息，避免过度劳累和负重，以免加重病情。同时，患者还应保持大便通畅，避免便秘和腹泻等症状的发生。

第三章 肛肠疾病的常用检查方法

第一节 体位与标记

一、常用检查体位介绍

在肛肠疾病的诊断和治疗中，选择合适的检查体位对于准确判断病情和顺利进行操作至关重要。

（一）膝胸卧位

膝胸卧位是肛肠科检查和治疗中常用的一种体位，主要用于检查和治疗直肠下部及直肠前部的病变，如低位直肠息肉、直肠前突、直肠黏膜脱垂等。此外，对于胎位不正的孕妇，膝胸卧位也可用于胎位矫正。

1.患者准备

患者需排空膀胱，松解裤带，以避免膀胱充盈影响检查效果或造成不适。

患者应跪卧于床上，双膝跪于床上，双膝与肩同宽，小腿平放于床上，大腿与床面垂直。

2.体位调整

患者身体前俯，胸部紧贴床面，腹部悬空，臀部抬高，头部稍低并偏向一侧。双臂屈肘置于头的两侧，以维持身体平衡。

3.注意事项

膝胸卧位不能持久，对于年老体弱及重病员应酌情采用，以避免造成患者不适或加重病情。在摆放体位前，应检查患者有无心脏或肾脏疾病，有此类疾病的孕妇禁用此体位。在摆放体位时，应注意保暖和遮羞，女性患者可在胸部下放一软枕以增加舒适度。

（二）截石位

截石位是肛门手术最常用的体位，也是肛门及会阴部位检查、治疗或手术的常用体位。患者仰卧于检查床上，两腿分开放在腿架上，臀部移至手术台边缘，使肛门及会阴部充分暴露。

1.患者准备

患者需排空膀胱，松解裤带，以避免膀胱充盈影响检查或手术操作。患者仰卧于检查床上，两腿分开。

2.体位调整

将两腿分别放在腿架上，臀部移至手术台边缘，使肛门及会阴部充分暴露。两手可放在胸部或身体两侧，以维持身体平衡。

3.注意事项

截石位摆放时，应遵循T-K-O原则，即同侧足尖、膝盖及对侧肩膀在同一条直线上，以保证患者肢体的正确摆放。腿架需支撑小腿，使腘窝处悬空，防止损伤腘窝处的神经血管。保持膝关节处于中立位，避免外旋及重力压迫膝部，防止腓总神经损伤。对于长时间处于截石位的患者，应定期检查受压部位，避免发生压疮等并发症。

（三）左侧卧位

左侧卧位是肛肠科检查中较为常用的一种体位，主要用于年老体弱及重病患者的检查，也是肛门指检的常用体位。此外，对于某些腹部CT或MRI扫描，左侧卧位可减少肠道气体干扰，提高图像质量。

1.患者准备

患者需排空膀胱，松解裤带，以便于操作和检查。

2.体位调整

患者左侧卧位，臀部靠近床边。上侧的髋膝关节各屈曲90°，向腹部靠近。下腿伸直，使肛门及臀部充分暴露。

3.注意事项

左侧卧位适用于老年体弱及重病的患者，因为这些患者可能无法耐受其他体位带来的不适。在摆放体位时，应注意保护患者的隐私和尊严，使用屏风等遮挡。对于长时间处于左侧卧位的患者，应定期检查受压部位，避免发生压疮等并发症。

4.在特定检查中的应用

左侧卧位便于医生进行肛门指检，能够准确判断直肠和肛管的病变情况。

对于需要进行腹部CT或MRI扫描的患者，左侧卧位可减少肠道气体干扰，提高图像质量，有助于准确判断病情。

二、体位选择的原则

在肛肠疾病的诊断和治疗过程中，检查体位的选择是至关重要的环节。合适的体位不仅能够确保检查的准确性和有效性，还能最大限度地提升患者的舒适度，从而优化整体的治疗效果。

（一）根据患者病情和检查需求选择合适体位

在选择检查体位时，医生首先需要全面评估患者的病情。不同的肛肠疾病可能需要不同的检查体位以获取最准确的诊断信息。例如，对于低位直肠息肉或直肠前突的患者，膝胸卧位可能是一个理想的选择，因为这种体位能够清晰地暴露直肠下部，便于医生进行观察和触诊。而对于需要进行肛门指检的患者，左侧卧位可能更为合适，因为这种体位能够使肛门和直肠处于较为自然的位置，有利于医生进行检查。

检查体位的选择还应基于具体的检查目的。如果医生需要观察肛门及直肠的整体情况，截石位可能是一个不错的选择，因为它能够清晰地暴露肛门及会阴部，便于医生进行全面的视诊和触诊。而对于需要进行肛门镜检查的患者，侧卧位或膝胸卧位可能更为合适，因为这些体位能够使肛门和直肠处于较为放松的状态，便于医生进行深入的检查。

对于需要进行肛肠手术的患者，检查体位的选择还应考虑手术准备的需求。例如，在进行痔疮手术时，医生可能需要患者采取截石位以便进行手术操作。而在进行肛门直肠瘘管手术时，医生可能需要根据瘘管的位置和走向选择最合适的体位以确保手术的顺利进行。

除了上述因素外，检查体位的选择还应充分考虑患者的个体差异。例如，对于身体肥胖或肌肉紧张的患者，医生可能需要调整检查体位或采用辅助工具以确保检查的准确性和患者的舒适度。同时，对于老年体弱或患有其他疾病的患者，医生在选择检查体位时也应更加谨慎，以避免加重患者的病情或引发其他并发症。

（二）考虑患者舒适度与检查效果的平衡

患者的舒适度是检查体位选择中不可忽视的重要因素。一个舒适的体位不仅能够减轻患者的紧张和焦虑情绪，还能够提高患者的配合度，从而优化检查效果。相反，一个不舒适的体位可能会引发患者的抵触情绪，影响检查的顺利进行。因此，在选择检查体位时，医生应充分考虑患者的舒适度，尽量采用患者能够接受的体位。

尽管舒适度是重要的考量因素，但检查效果仍然是首要目标。医生需要在确保检查效果的前提下，尽量提升患者的舒适度。这要求医生在选择检查体位时，需要充分了解各种体位的优缺点和适用范围，并根据患者的具体情况和检查需求进行权衡和选择。

在实际操作中，医生应根据患者的反馈和检查效果灵活调整检查体位。如果患者在某个体位下感到不适或检查效果不佳，医生应及时调整体位或采用其他辅助工具以确保检查的顺利进行。同时，医生还应向患者解释体位调整的原因和目的，以增强患者的信任感和配合度。

在选择检查体位时，医生应进行全面的综合评估。这包括评估患者的病情、检查目的、手术准备需求以及患者的舒适度等多个方面。通过综合考虑这些因素，医生可以选择出最适合患者的检查体位，从而确保检查的准确性和有效性，同时最大限度地提升患者的舒适度。

在选择检查体位之前，医生应与患者进行充分的沟通和教育。这包括向患者解释检查体位的重要性、选择依据以及可能的不适感等。通过沟通和教育，患者可以更好地理解医生的意图和检查过程，从而减轻紧张和焦虑情绪，提高配合度。同时，医生还应鼓励患者表达自己的感受和意见，以便及时调整检查体位或采用其他辅助工具以优化检查效果。

三、标记系统的建立

（一）肛肠区域解剖标记的意义

肛肠区域的解剖标记在肛肠科疾病的诊断、治疗及手术中具有重要意义。首先，解剖标记为医生提供了清晰的定位参考，有助于准确识别肛肠区域的各个结构和病变位置。例如，齿状线作为直肠与肛管的分界线，不仅是皮肤和黏膜的分界线，还在临床上用于区分痔的种类，以及判断恶性肿瘤的病理类型。此外，肛管周围的肌肉组织，如内括约肌、外括约肌和肛提肌等，也有其特定的解剖标记，这些标记在手术过程中对于保护肛门功能、避免损伤关键结构至关重要。

通过明确的解剖标记，医生可以更有效地制订治疗方案，提高手术的精确性和安全性。例如，在肛瘘手术中，准确识别瘘管的内口和外口位置，以及瘘管与周围组织的解剖关系，对于成功切除瘘管、减少复发具有重要意义。同时，解剖标记还有助于医生在检查过程中快速定位病变区域，提高诊断效率。

此外，解剖标记有助于医学生和研究人员深入理解肛肠区域的解剖结构和病理生理变化。

（二）常用的标记方法及标记点设置

1. 体表标记

体表标记是最直接和简便的标记方法。在肛肠科检查中，医生常使用时钟标记法将肛门直肠按时钟划分为12个部分，以便更精确地定位病变区域。例如，内痔好发于截石位的3、7、11点处，血栓外痔好发于肛缘3、9点处等。此外，肛管周围的特定解剖结构，如齿状线、括约肌间沟（白线）等，也常作为体表标记点，用于指导手术操作。

2. 内窥镜标记

内窥镜标记是在内窥镜直视下对病变区域进行标记的方法。在肛肠科手术中，医生常使用内窥镜标记技术来定位病变区域、指导手术切除范围或进行术前评估。例如，在直肠息肉切除手术中，医生可以使用内窥镜标记技术来标记息肉的位置和大小，以便更准确地切除病变组织。

3. 影像学标记

影像学标记是通过影像学检查（如X线、CT、MRI等）对肛肠区域进行标记的方法。在肛肠科疾病的诊断中，影像学标记常用于评估病变的范围、位置和与周围组织的关系。例如，在肛瘘的诊断中，MRI检查可以清晰地显示瘘管的位置、走行和与周围组织的关系，为手术提供重要的参考信息。

（三）标记在检查与手术中的应用价值

1.提高诊断准确性

标记有助于医生更精确地定位病变区域，提高诊断的准确性。例如，在肛门视诊和肛管直肠指诊中，医生可以使用时钟标记法来定位病变区域，从而更准确地判断病变的性质和范围。在影像学检查中，标记也有助于医生更清晰地识别病变的解剖位置和与周围组织的关系。

2.指导手术操作

标记在肛肠科手术中具有重要的指导作用。通过明确的标记点设置，医生可以更准确地切除病变组织，避免损伤关键结构。例如，在肛瘘手术中，标记内口和外口有助于医生更准确地切除瘘管，减少复发和并发症的发生。在直肠息肉切除手术中，标记息肉的位置和大小有助于医生更准确地切除病变组织，避免遗漏和过度切除。

3.评估手术效果

标记还有助于医生评估手术效果。通过对比手术前后的标记点位置和病变范围变化，医生可以判断手术是否成功切除病变组织，以及是否存在残留或复发。这对于制订后续治疗方案和预测患者预后具有重要意义。

4.优化患者体验

标记还有助于优化患者的检查和治疗体验。通过明确的标记点设置和手术指导，医生可以更有效地与患者沟通治疗方案和手术过程，减轻患者的紧张和焦虑情绪。同时，标记也有助于医生更准确地评估患者的病情和手术风险，为患者提供更个性化的治疗方案。

第二节 视诊与触诊

一、视诊的基本技巧

肛肠科视诊是肛肠疾病诊断中的重要环节，通过直接观察肛门及周围皮肤的色泽、形态，以及注意有无肿物、溃疡、分泌物等异常，可以为医生提供宝贵的诊断线索。

（一）观察肛门及周围皮肤的色泽、形态

1.色泽观察

（1）正常色泽。健康的肛门及周围皮肤应呈现自然的肉色或浅褐色，色泽均匀，无明显的色素沉着或褪色现象。

（2）异常色泽。若肛门及周围皮肤出现红肿、发紫、苍白或色素沉着等异常色泽，可能提示存在炎症、感染、贫血或色素沉着性疾病等。例如，肛门周围皮肤红肿可能提示肛周脓肿或炎症；发紫可能提示局部血液循环障碍；苍白可能提示贫血或局部血供不足；色素沉着可能与长期慢性炎症或某些内分泌疾病有关。

2.形态观察

（1）正常形态。肛门应呈圆形或椭圆形，肛门口紧闭，周围皮肤平整无皱褶。肛管与肛门周围皮肤的分界清晰，即齿状线明显。

（2）异常形态。若肛门形态发生改变，如肛门口松弛、狭窄、变形或出现赘生物等，可能提示存在肛门括约肌功能障碍、肛门狭窄、痔疮、肛乳头瘤等病变。例如，肛门口松弛可能见于老年人或长期便秘者；狭窄可能见于肛门瘢痕形成或先天性肛门畸形；赘生物可能见于痔疮或肛乳头瘤等。

在观察肛门及周围皮肤的色泽和形态时，医生应保持细致和耐心，注意对比两侧肛门及周围皮肤的差异，以便及时发现异常。

（二）注意有无肿物、溃疡、分泌物等异常

1.肿物观察

（1）肿物位置。肿物可能出现在肛门周围、肛管内或直肠下段。医生应仔细观察肿物的位置，以便判断其可能来源和性质。

（2）肿物形态。肿物的形态各异，可能是圆形、椭圆形、不规则形等。医生应观察肿物的形态特征，如表面是否光滑、有无蒂或基底部宽广等，这些特征有助于判断肿物的良恶性。

（3）肿物性质。根据肿物的色泽、质地和活动等特征，医生可以初步判断肿物的性质。例如，色泽暗红、质地柔软且易出血的肿物可能提示痔疮；色泽苍白、质地坚硬且不易活动的肿物可能提示恶性肿瘤。

2.溃疡观察

（1）溃疡位置。溃疡可能出现在肛门周围、肛管内或直肠下段。医生应仔细观察溃疡的位置，以便判断其可能原因和性质。

（2）溃疡形态。溃疡的形态各异，可能是圆形、椭圆形或不规则形等。医生应观察溃疡的形态特征，如边缘是否整齐、底部是否平坦或有肉芽组织生长等，这些特征有助于判断溃疡的良恶性。

（3）溃疡分泌物。溃疡表面可能有分泌物覆盖，医生应观察分泌物的性质，如是否为脓性、血性或伴有恶臭等，这些特征有助于判断溃疡的感染情况和性质。

3.分泌物观察

（1）分泌物性质。肛门及周围皮肤可能有分泌物溢出，医生应仔细观察分泌物的性质，如是否为脓性、血性、黏液性或伴有恶臭等。这些特征有助于判断肛肠疾病的性质和严重程度。

（2）分泌物来源。医生应尝试判断分泌物的来源，如是否来自肛门腺、直肠黏膜或肛周脓肿等。这有助于确定病变的具体位置和性质。

二、触诊的方法与要点

肛肠科触诊是肛肠疾病诊断中不可或缺的一部分，通过医生的手指直接感知肛门及直肠区域的结构和病理变化，为疾病的诊断和治疗提供重要依据。

（一）轻柔触诊

轻柔触诊是肛肠科触诊的基本原则。由于肛门及直肠区域神经分布丰富，对疼痛敏感，过度用力触诊不仅会引起患者不适，还可能造成损伤，如肛裂、直肠黏膜撕裂等。因此，医生在进行触诊时，必须保持动作的轻柔，尽量减少对患者的刺激。

在进行触诊前，医生应做好充分的准备工作。首先，应向患者解释触诊的目的和过程，消除患者的紧张情绪。其次，医生应佩戴无菌手套，并在手指上涂抹适量的润滑剂，以减少摩擦和刺激。润滑剂的选择应根据患者的具体情况而定，一般使用石蜡油或凡士林等。

在触诊过程中，医生应始终保持动作的轻柔。当手指进入肛门时，应缓慢而平稳地推进，避免突然用力或快速插入。同时，医生应密切观察患者的反应，如有疼痛或不适，应立即停止触诊，调整手法或采取其他措施。

（二）触诊肛门周围

肛门周围触诊的目的是检查肛门周围皮肤、皮下组织及肌肉层有无压痛、肿块等异常。这些异常可能提示肛门周围炎症、脓肿、肛瘘、痔疮等病变。

肛门周围触诊时，医生应使用示指和中指轻轻按压肛门周围的皮肤及皮下组织，注意感受有无压痛和肿块。触诊时应按照一定的顺序进行，如从肛门后正中线开始，沿顺时针或逆时针方向逐渐扩展到肛门周围各个区域。触诊时应注意力度适中，既要能够触及深层的肌肉层，又要避免过度用力造成患者不适。

在触诊过程中，医生应仔细感受有无压痛和肿块。如有压痛，可能提示局部存在炎症或脓肿；如有肿块，应进一步判断其大小、形状、质地、活动度等特征，以便初步判断其性质。同时，医生还应注意观察肛门周围皮肤有无红肿、破溃、瘘管等异常。

（三）指诊技巧

指诊是肛肠科触诊中最重要的一环，通过手指深入肛管，直接感知肛管直肠壁的情况，可以发现许多肛门及直肠区域的病变，如直肠癌、直肠息肉、痔疮等。指诊具有操作简单、经济有效等优点，是肛肠科疾病诊断中不可或缺的检查手段。

在进行指诊前，医生应做好充分的准备工作。除了佩戴无菌手套和涂抹润滑剂外，还应让患者采取合适的体位，如左侧卧位、膝胸位或截石位等。这些体位有助于医生更好地触及肛管直肠壁，提高诊断的准确性。

医生应将涂有润滑剂的手指缓慢而平稳地插入肛门，避免突然用力或快速插入。在插入过程中，医生应密切观察患者的反应，如有疼痛或不适，应立即停止指诊。

手指插入肛门后，医生应全面检查肛管直肠壁的情况。首先，应感受肛管括约肌的紧张度和协调性，判断有无肛门狭窄或失禁。其次，应沿肛管直肠壁顺时针或逆时针方向逐渐推进手指，检查有无肿块、溃疡、息肉等异常。在检查过程中，医生应特别注意齿状线附近区域，因为这是痔疮、肛瘘等病变的好发部位。

为了更全面地了解肛管直肠壁的情况，医生有时需要深入触诊。在深入触诊时，医生应更加小心谨慎，避免过度用力造成损伤。同时，医生应密切观察患者的反应，如有疼痛或不适，应立即停止触诊。

指诊结束后，医生应退出手指并仔细观察指套上有无血迹、黏液或脓液等异常。这些异常可能提示存在炎症、出血或肿瘤等病变。

在指诊过程中，医生应根据所感知的情况综合判断肛管直肠壁的情况。如有肿块，应进一步判断其大小、形状、质地、活动度等特征，以便初步判断其性质。同时，医生还应注意观察患者有无其他伴随症状，如便血、排便习惯改变等，以便更全面地了解病情。

肛肠科触诊是肛肠疾病诊断中不可或缺的一部分，通过医生的手指直接感知肛门及直肠区域的结构和病理变化，为疾病的诊断和治疗提供重要依据。在进行触诊时，医生应始终保持动作的轻柔，避免过度用力造成患者不适。同时，医生应全面检查肛门周围及肛管直肠壁的情况，注意感受有无压痛、肿块等异常。在指诊过程中，医生应仔细观察指套上有无血迹、黏液或脓液等异常，以便更全面地了解病情。通过熟练掌握触诊的技巧和要点，医生可以更准确地诊断肛肠疾病，为患者提供更有效的治疗方案。

三、视诊与触诊的结合应用

在肛肠疾病的诊断过程中，视诊与触诊是两种相辅相成、不可或缺的检查方法。视诊通过肉眼观察肛门及周围皮肤的色泽、形态，以及注意有无肿物、溃疡、分泌物等异常，为医生提供初步的诊断线索；而触诊则通过医生的手指直接感知肛门及直肠区域的结构和病理变化，进一步验证视诊的发现，提高诊断的准确性。

（一）视诊为触诊提供初步线索

视诊是肛肠科检查的第一步，通过观察肛门及周围皮肤的色泽、形态，以及注意有无肿物、溃疡、分泌物等异常，医生可以初步判断病变的性质。例如，肛门周围皮肤红肿、压痛可能提示肛周脓肿；肛门周围皮肤色素沉着、瘙痒可能提示肛周湿疹；肛门周围出现肿物，根据其色泽、形态和质地，可以初步判断为痔疮、肛瘘或直肠息肉等。这些初步判断为后续的触诊提供了重要的线索和方向。

视诊不仅可以帮助医生初步判断病变性质，还可以指导触诊的重点。例如，在视诊中发现肛门周围皮肤红肿、压痛，医生在触诊时应重点关注该区域，检查有无波动感、硬结或肿块，以进一步验证肛周脓肿的诊断。又如，在视诊中发现肛门周围出现肿物，医生在触诊时应重点关注肿物的位置、大小、形态、质地和活动度等特征，以便更准确地判断其性质。

视诊与触诊的结合应用可以提高诊断效率。通过视诊，医生可以迅速筛选出可能存在病变的患者，并初步判断病变的性质和范围。这有助于医生在触诊时更有针对性地进行检查，避免盲目性和重复性，从而提高诊断效率。

（二）视诊发现，触诊验证

触诊是验证视诊发现的重要手段。通过手指直接感知肛门及直肠区域的结构和病理变化，医生可以进一步验证视诊的发现，提高诊断的准确性。例如，在视诊中发现肛门周围出现肿物，医生在触诊时应通过触摸肿物的位置、大小、形态、质地和活动度等特征，来判断其是否为痔疮、肛瘘或直肠息肉等。如果触诊结果与视诊结果一致，则可以进一步确认诊断；如果触诊结果与视诊结果不一致，则需要进一步检查和分析，以明确诊断。

触诊不仅可以验证视诊的发现，还可以发现隐藏病变。由于某些病变可能位于肛门及直肠的深层结构中，无法通过视诊直接观察到，因此需要通过触诊来发现。例如，直肠癌早期可能没有明显的外观改变，但通过触诊可以发现直肠壁上的硬结或肿块；直肠息肉也可能位于直肠的深层结构中，通过触诊可以发现其位置和大小。这些隐藏病变的发现对于早期诊断和治疗具有重要意义。

触诊还可以帮助医生评估病变的严重程度。通过触摸病变的大小、形态、质地和活动度等特征，医生可以初步判断病变的良恶性、浸润深度和转移情况等。这些信息对于制订治疗方案和评估预后具有重要意义。

例如，在直肠癌的诊断中，触诊可以帮助医生判断肿瘤的浸润深度和淋巴结转移情况，从而制订更合适的治疗方案。

虽然视诊与触诊在肛肠疾病的诊断中具有重要作用，但在某些情况下，还需要结合其他检查手段来进一步明确诊断。例如，对于怀疑存在直肠息肉或直肠癌的患者，除了进行视诊和触诊外，还需要进行肛门镜、直肠镜或结肠镜等检查，以观察病变的具体情况和进行活体组织检查。这些检查手段可以提供更详细、更准确的诊断信息，有助于医生制订更合适的治疗方案。

（三）视诊与触诊结合应用的注意事项

在进行视诊与触诊之前，医生应做好充分的准备工作，包括了解患者的病情和病史、选择合适的体位和检查环境、准备好必要的检查器械和消毒用品等。这些准备工作有助于提高检查的准确性和安全性。

在进行视诊时，医生应细致观察肛门及周围皮肤的色泽、形态，以及注意有无肿物、溃疡、分泌物等异常。同时，还应注意观察患者的表情和反应，以便及时发现患者的不适和疼痛情况。

在进行触诊时，医生应始终保持动作的轻柔，避免过度用力造成患者的不适和疼痛。同时，还应注意观察患者的反应和表情，及时调整触诊的力度和方向。

视诊与触诊应全面检查肛门及直肠区域的结构和病理变化，包括肛门周围皮肤、皮下组织、肌肉层、肛管和直肠壁等各个部位。通过全面检查，可以更准确地了解病变的情况和范围。

视诊与触诊的结果应综合分析，结合患者的病史、症状和其他检查手段的结果来明确诊断。同时，还应注意排除其他可能的干扰因素，如肛门括约肌紧张度过高、直肠内粪便残留等，以提高诊断的准确性。

在进行视诊与触诊时，医生应充分尊重患者的隐私和尊严。选择合适的体位和检查环境，尽量减少患者的尴尬和不适。同时，在检查过程中应注意保护患者的隐私部位，避免不必要的暴露和触摸。

第三节 医疗器械检查

一、肛门镜的使用

(一)肛门镜的构造与工作原理

肛门镜是一种用于检查直肠和肛门疾病的简单工具。它由一个圆柱形的镜头和一个手柄组成,镜头表面涂有润滑剂,以便顺畅地进入肛门。肛门镜的长度一般为7cm左右,内径大小不一,以适应不同患者的需求。传统肛门镜材质有一次性的塑料的,还有反复使用的不锈钢制肛门镜。而电子肛门镜则利用国际先进的医用视频、摄像技术完整结合,集检查和治疗为一体,镜头前端带有光源和微型摄像头,能够将肛管和直肠下段内部的图像清晰地传输到显示屏上,方便医生进行观察和诊断。

肛门镜的工作原理相对简单,主要是利用镜头前端的光源照亮直肠和肛门内部,使医生能够直观地观察到黏膜的颜色、形态以及有无溃疡、息肉、肿瘤及异物等病变。对于电子肛门镜来说,镜头前端的微型摄像头会将图像传输到显示屏上,医生可以通过观察显示屏来进行诊断。同时,镜头表面涂有的润滑剂可以减少插入时的摩擦和不适感,提高患者的耐受性。

(二)肛门镜检查的适应证与禁忌证

1.适应证

肛门镜检查的适应证比较广泛,主要适用于肛管、直肠末端及齿状线附近的病变。具体来说,包括以下几种情况。

(1)肛门直肠疾病症状者,如便血、坠胀、脱出、疼痛等。这些症状可能是痔疮、肛裂、直肠息肉、直肠癌等疾病的表现。

(2)直肠下段病变的活组织检查。当怀疑直肠下段有病变需要进行活体组织检查时,可以通过肛门镜进行检查和取样。

(3)不明原因的腹泻和便血。这些症状可能是肠道炎症、溃疡、肿瘤等疾病的表现,通过肛门镜检查可以初步判断病变的位置和性质。

(4)有肛肠疾病家族史的人群。这部分人群可能存在较高的肛肠疾病风险,通过肛门镜检查可以早期发现病变。

(5)已经患有肛肠疾病的患者。治疗后可定期复查明确治疗效果,以便明确下一步诊疗方案。

2.禁忌证

肛门镜检查虽然是一种简单、安全的检查方法,但在某些情况下也存在禁忌证。具体包括以下几种情况。

(1)肛裂、肛周脓肿、严重腹泻、消化道出血等。这些情况下,肛门和直肠黏膜可能存在充血、水肿、溃疡等病变,肛门镜检查可能会加重病情或导致出血增加。

(2)肛管直肠有狭窄的。狭窄的肛管直肠可能无法容纳肛门镜的插入,强行插入可能会导致疼痛、出血或穿孔等严重并发症。

(3)怀疑直肠穿孔或有全身器质性疾病、严重精神疾病不能耐受者。这些情况下,肛门镜检查可能会加重病情或导致患者无法耐受检查过程中的不适。

(4)妇女月经期。月经期妇女由于生理原因,肛门和直肠黏膜可能处于充血状态,肛门镜检查可能会增加出血的风险。

(三)肛门镜检查的操作步骤及注意事项

1.操作步骤

在进行肛门镜检查前,患者需要排空大便,并保持肛门及周围皮肤的清洁。医生应准备好肛门镜、润滑剂、手套等必要物品,并告知患者检查的目的和可能引起的不适。

患者取侧卧位或膝胸位,充分暴露肛门部位。医生戴上手套,并在手套上涂抹润滑液。

在肛门镜尖端涂上润滑剂,用左手拇指、示指将右臀拉开,显示肛门口。用肛门镜头部按摩肛缘,使括约肌放松。然后,医生用手指轻轻按摩和扩张肛门,以减少插入时的摩擦和不适感。

将肛门镜朝脐方向缓慢插入,当通过肛管后改向骶凹进入直肠壶腹部。插入过程中,患者应保持放松状态,避免肛门紧缩导致的不适和疼痛。

在灯光下观察肛管及直肠下端黏膜情况，注意黏膜的颜色、形态以及有无溃疡、息肉、肿瘤及异物等病变。同时，记录病变的位置、大小、形态等特征。

检查完成后，将肛门镜缓缓地向外抽出。在退出过程中，注意观察齿线处有无内痔、肛乳头、肛隐窝或肛瘘内口等病变。

2. 注意事项

在进行肛门镜检查前，患者应做好充分的准备工作，包括排空大便、保持肛门清洁等。医生也应准备好必要的物品，并告知患者检查的目的和可能引起的不适。

在插入和退出肛门镜的过程中，医生应保持动作的轻柔，避免过度用力造成患者的不适和疼痛。同时，还应注意观察患者的反应和表情，及时调整操作的力度和方向。

在观察肛管及直肠下端黏膜情况时，医生应细致观察黏膜的颜色、形态以及有无溃疡、息肉、肿瘤及异物等病变。对于可疑病变，应进行详细的记录和描述，以便后续的诊断和治疗。

在进行肛门镜检查前，医生应仔细询问患者的病史和症状，了解患者是否存在肛门镜检查的禁忌证。对于存在禁忌证的患者，应避免进行肛门镜检查或采取其他替代检查方法。

在进行肛门镜检查时，医生应充分尊重患者的隐私和尊严。选择合适的体位和检查环境，尽量减少患者的尴尬和不适。同时，在检查过程中应注意保护患者的隐私部位，避免不必要的暴露和触摸。

肛门镜检查后，患者应保持肛门及周围皮肤的清洁和干燥，避免感染。如有不适或出血等症状，应及时告知医生并进行相应的处理。对于需要进行后续治疗的患者，医生应根据检查结果制订合适的治疗方案，并指导患者进行正确的用药和护理。

二、直肠镜的应用

（一）直肠镜与肛门镜的区别

直肠镜和肛门镜都是用于肛肠疾病检查的工具，但它们在多个方面存在显著区别。

1.长度不同

直肠镜的长度至少为10cm，因为直肠的长度为12~15cm，所以直肠镜的长度一般为15~25cm。而肛门镜的长度较短，最长不超过10cm，因为肛管的长度一般为3~5cm。

2.检查部位不同

直肠镜可以通过肛门进入直肠，查看直肠是否出现疾病，如直肠炎、直肠溃疡、息肉等。它甚至可以观察到部分乙状结肠内的病变。而肛门镜主要检查肛周、肛管和直肠末端是否出现情况，如痔疮、肛裂等。

3.光源配置

直肠内窥镜基本上都配备了自己的光源，可以采集图像，方便医生观察。而肛门镜通常没有配备自己的光源。

4.检查时长与不适感

由于直肠镜是检查肠道组织，因此检查时间相对较长，通常做完整个肠道检约需30min。而肛门镜检查所用的时间就较短，通常只需10min左右。直肠镜检查过程中，由于需深入肠道，患者可能会有腹部饱胀感。而肛门镜检查属于比较轻松的检查，不会出现腹部饱胀感。

（二）直肠镜检查的深入程度与观察范围

直肠镜检查时，医生会将直肠镜缓慢插入肛门，逐渐推进，直到达到预定的深度。一般来说，进入的深度为7~10cm，但具体的深度可能会因个体差异和检查目的而有所不同。在正常情况下，直肠镜可到达距肛门15~20cm处，即直肠的大部分区域。然而，如果存在解剖异常，如先天性直肠闭锁或狭窄，或者操作不当，可能导致无法完整观察到整个直肠。对于未能观察到整个直肠的患者，建议定期复查以监测病情变化。

直肠镜可以观察到肛管、直肠、乙状结肠、降结肠、横结肠、升结肠等部位是否存在病变。但需要注意的是，直肠镜主要用于观察直肠及部分乙状结肠内的病变，若要观察整个大肠的病变，通常需要进行结肠镜检查。

（三）直肠镜检查前的准备与检查后的护理

1.检查前的准备

检查前一天晚上，患者应避免进食固体食物，尤其是高纤维、难以消化的食物，建议改为流质饮食，如清汤、稀粥等，以减少肠道内的食物残渣。检查当天需保持空腹状态，一般至少禁食6h。提前1～3d开始进食少渣易消化食物，如米粥、面条等。

肠道的清洁对于直肠镜检查至关重要。医生通常会开具泻药处方，如聚乙二醇电解质散、硫酸镁等，患者需遵医嘱按时服用。泻药的作用是促进肠道蠕动，帮助排空肠道内的粪便和残留物。服用泻药后，患者应大量饮水，直至排出清水样便，表明肠道准备充分。对于排便困难的患者，必要时可采用灌肠法进行肠道清洁。

直肠镜检查虽然属于无创检查，但部分患者仍可能因紧张、恐惧等情绪而影响检查过程。因此，患者在检查前应充分了解检查的目的、过程及可能的不适感，以减轻心理负担。可以通过深呼吸、放松训练等方法来缓解紧张情绪，保持良好的心态。

检查前，患者应保持良好的个人卫生习惯，建议更换干净的内衣裤，并使用温水清洗肛门及周围区域，保持局部清洁干燥，有助于减少检查过程中的感染风险。同时，患者应详细告知医生自己的病史、药物过敏史以及当前正在使用的药物情况，特别是长期服用抗凝、抗血小板等药物的患者，应在医生指导下停药或调整剂量，以避免检查过程中出现出血等风险。对于有心脏病、高血压等慢性疾病的患者，也需提前告知医生，以便医生评估其身体状况并制订合适的检查方案。

2. 检查后的护理

检查后，患者可能会有轻微的腹部不适或肛门坠胀感，这是正常现象，一般无须特殊处理。检查后先禁食2h，之后可先少量饮水，若无不适再逐渐恢复正常饮食。饮食宜清淡易消化，避免摄入过多刺激性食物，如辣椒、芥末等。

检查后，患者应适当休息，避免过度劳累和剧烈运动。保持充足的睡眠和休息有助于身体的恢复。若检查后出现腹痛剧烈、便血等异常情况，应及时就医。医生会根据患者的具体情况进行相应的处理。

如果检查结果显示存在病变，患者应积极配合医生进行治疗。医生会根据病变的性质和程度制订合适的治疗方案，包括药物治疗、手术治疗等。

三、其他医疗器械检查

(一)扩肛器的使用场合与操作方法

扩肛器,也称为肛管扩张器,是一种用于扩张肛门的医疗器械。

通过扩肛使肛管内、外括约肌松弛,从而解除括约肌的痉挛,扩大创面,促进肛裂的愈合。

对于部分内痔患者,扩肛可以刺激肛门的排便反射,有助于内痔的治疗。

在肛门手术后,扩肛有助于促进胃肠蠕动,避免肛门手术后狭窄的发生。特别是痔疮手术后肛门只能容纳一指的患者,应考虑有肛门狭窄的可能,此时扩肛治疗尤为重要。对于部分肛管狭窄的患者,扩肛也是一种有效的治疗手段。

2.操作方法

在使用之前,要仔细观察扩肛器的结构。一般包括握柄和扩肛部分,扩肛部分的大小和形状有所不同,有不同的型号。熟悉扩肛器的这些特点,以便在使用时能准确操作,并且根据医嘱选择合适的型号开始扩肛。

使用前确保扩肛器清洁卫生,可以用医用消毒水浸泡消毒后用生理盐水冲洗干净,然后晾干。同时,患者应排空膀胱,选择一个舒适、稳定的姿势,如侧卧位或截石位。在肛门周围和扩肛器上涂抹足量的医用润滑油,如石蜡油,确保扩肛器能顺利插入,减少摩擦对肛门的损伤。

手持扩肛器的握柄,将扩肛器的头部轻轻抵住肛门。先以小幅度、轻柔的动作旋转扩肛器,使肛门括约肌逐渐适应其存在。然后,顺着直肠的方向缓慢地插入扩肛器,过程中要时刻关注患者的反应,如患者感觉疼痛或阻力过大,应暂停插入,待其放松后再继续。

当扩肛器插入到合适深度后,根据治疗需要调整扩肛器的位置,确保其处于正确的扩肛位置。保持扩肛器稳定不动,按照医嘱的时间维持,一般开始时保持时间较短,随着患者适应情况逐渐增加时间,使肛门括约肌得到充分的扩张。

扩肛完成后,按照插入时的相反方向,缓慢、平稳地取出扩肛器。取出过程中同样要注意动作轻柔,避免对肛门造成刮伤。取出后,再次检查肛门周围有无红肿、出血等异常情况,如有异常应及时处理。

此外，扩肛需要循序渐进、由细到粗逐渐进行。每次放20min左右才能达到效果。一天一次，不要使用太大号的扩肛器。扩肛时注意不要引起出血。需要逐渐增大扩肛器的型号，一般一个礼拜换一个型号。扩肛过程必须动作轻柔、缓慢进行。如果用力过猛，可能会导致肛管撕裂。此外，扩肛中若有强烈不适，应立即停止，并前往专科医院就诊。

（二）探针在肛瘘检查中的作用

肛瘘是一种常见的肛肠科疾病，其特点为肛管或直肠与会阴皮肤相通的慢性感染性管道。

1.探针的具体作用

（1）定位肛瘘内口：通过探针从瘘外口伸入瘘管，示指伸入肛管，多数探针可在齿线处的内口穿出。这样，医生可以准确地确定肛瘘内口的位置，为后续的治疗提供重要依据。

（2）了解瘘管走形：探针在瘘管内的走形可以反映瘘管的长度、弯曲程度等特征。这些信息对于医生判断肛瘘的复杂程度、选择合适的手术方法具有重要意义。

（3）协助手术治疗：在肛瘘手术中，探针可以作为引导工具，帮助医生准确地切除病变组织。通过探针的引导，可以减少误伤健康组织的风险，提高手术的安全性和准确性。

2.探针的具体操作方法

（1）术前准备。在进行探针检查前，患者需要排空大便，并保持肛门及周围皮肤的清洁。医生应准备好探针、手套等必要物品，并告知患者检查的目的和可能引起的不适。

（2）麻醉与体位。肛瘘探针检查一般需要在麻醉下进行，以减轻患者的不适感。患者取侧卧位或截石位，便于医生操作。

（3）探查过程。医生将探针轻轻插入瘘外口，然后沿着瘘管的方向缓慢推进。在推进过程中，医生应密切关注患者的反应和表情，及时调整探针的角度和力度。当探针在齿线处的内口穿出时，表明已经找到肛瘘的内口。

（4）记录与评估。医生应详细记录探针在瘘管内的走形、长度、弯曲程度等特征，并对肛瘘的复杂程度进行评估。根据评估结果，医生可以制订合适的治疗方案。

需要注意的是，在使用探针进行肛瘘检查时，应避免使用暴力。对于瘘管弯曲者，探针可能不能顺利穿过。此时，医生应耐心操作，避免用力过猛导致探针穿破瘘管壁，造成新的感染。此外，对于部分患者来说，探针检查可能存在一定的风险，如出血、感染等。因此，在进行探针检查前，医生应充分评估患者的身体状况和病情，确保检查的安全性和有效性。

除了探针外，肛瘘检查还有其他方法，如美蓝标记法、肛窦钩检查法、X线检查、肛管压力测定等。这些方法各有优缺点，医生应根据患者的具体情况选择合适的检查方法。同时，肛瘘的治疗也需要根据病情的不同选择合适的治疗方法，包括药物治疗、手术治疗等。患者应积极配合医生的治疗建议，以促进病情的早日康复。

第四节　肛肠动力学检查

一、肛肠动力学检查的意义

肛肠动力学检查是近年来肛肠学科开展的一种新的诊断方法，它在评估肛门直肠的功能状态以及辅助诊断肛肠动力障碍性疾病方面具有重要意义。

（一）评估肛门直肠的功能状态

肛门直肠的功能状态对于个体的排便、自制以及整体健康状态具有至关重要的作用。肛肠动力学检查通过一系列精密的仪器和技术，能够全面、准确地评估肛门直肠的功能状态。

1. 了解直肠肛管压力

肛肠动力学检查可以测定直肠静息压、肛管静息压、肛管舒张压、肛管最大收缩压等多项肠动力指标。这些指标能够直观反映直肠肛管在不同状态下的压力变化，对于了解直肠肛管的功能状态至关重要。

2.评估肛门直肠的协调性

肛肠动力学检查还可以评估肛门直肠的协调性,包括直肠肛门抑制反射等。这些指标能够反映直肠肛管在不同刺激下的反应能力,以及它们之间的协同作用。

在正常情况下,直肠内容物增加到一定量时,会刺激盆底排便感受器,引起持续的便意,并伴有直肠规律性收缩。此时,肛门自制全靠盆底肌及外括约肌主动收缩维持。肛肠动力学检查可以模拟这一过程,评估肛门直肠的协调性是否正常。

3.诊断肛门直肠功能性疾病

对于便秘患者,通过测定直肠肛门在不同状态下的压力变化,可以判断其是否存在直肠肛门抑制反射减弱或消失、直肠顺应性降低等功能障碍。

对于大便失禁患者,肛肠动力学检查可以评估其盆底肌及外括约肌的收缩能力,以及直肠肛管压力的异常变化,从而确定失禁的原因和程度。

(二)辅助诊断肛肠动力障碍性疾病

肛肠动力障碍性疾病是一类以肛门直肠动力异常为主要特征的疾病,包括便秘、大便失禁、先天性巨结肠、乙状结肠冗长症、盆底肌痉挛综合征、内括约肌失弛缓症等。肛肠动力学检查在辅助诊断这些疾病方面具有重要意义。

1.便秘的辅助诊断

便秘是一种常见的肛肠疾病,其病因复杂多样。肛肠动力学检查可以评估直肠肛门在不同状态下的压力变化,以及直肠肛门的协调性,从而辅助诊断便秘的病因。

2.大便失禁的辅助诊断

大便失禁是一种严重影响患者生活质量的疾病。肛肠动力学检查可以评估盆底肌及外括约肌的收缩能力,以及直肠肛管压力的异常变化,从而确定失禁的原因和程度。

3.其他肛肠动力障碍性疾病的辅助诊断

肛肠动力学检查还可以辅助诊断其他肛肠动力障碍性疾病,如先天性巨结肠、乙状结肠冗长症、盆底肌痉挛综合征、内括约肌失弛缓症等。

二、常用的肛肠动力学检查方法

（一）肛门直肠测压

1.原理

肛门直肠测压是利用压力测定装置置入直肠内，令肛门收缩与放松，从而检查内外括约肌、盆底、直肠功能与协调情况的一种检查方法。它通过对直肠肛门的压力进行量化评估，来反映直肠肛门的生理功能是否存在异常，有助于分辨出口型便秘的类型。

2.操作

（1）检查前准备。检查前3天禁服影响肠动力的药物，无须控制饮食和禁食，严重便秘者检查前2h行清洁灌肠。

检查前1～2h嘱受试者自行排便，以免直肠留存粪便而影响检查。不要进行直肠指诊、灌肠、肛门镜检查，以免干扰括约肌功能及直肠黏膜而影响检查结果。

（2）检查过程。

患者取左侧卧位，右髋关节屈曲。

将带气囊的测压导管用石蜡油润滑后，轻轻分开臀缝，将导管缓慢插入肛管，使肛管测压孔进入达6cm。

使用仪器定速缓慢拉出测定。向连接气囊的导管快速注入空气50～60mL，观察肛管压力的变化。

向气囊内缓慢注入生理盐水，直至患者出现直肠内有异样感觉时，记录注入的液体量即为直肠感觉容量，同时记录下此时直肠内压。继续向气囊内缓慢注入液体，当患者出现便意急迫，不能耐受时，记录注入的液体量即为直肠最大容量，同样记录下此时的直肠内压。

3.结果解读

肛门直肠测压的结果解读主要基于各项压力指标和反射情况。

（1）肛管静息压。肛管静息压主要来源于肛门内括约肌张力，约占85%。肛管静息压异常可能反映肛门内括约肌的功能障碍。

（2）肛管最大收缩压。肛管最大收缩压主要反映肛管外括约肌功能。在主动收缩肛门括约肌的情况下，肛管压力显著升高，其产生的压力主要由外括约肌收缩所形成。

(3)直肠肛管抑制反射。向气囊内快速注入空气后，肛管压力明显下降，呈陡峭状，然后缓慢回升至原水平。出现上述变化即称直肠肛管抑制反射存在。该反射异常可能反映直肠肛门的协调性障碍。

(4)直肠感觉容量和最大容量。直肠感觉容量和最大容量反映直肠的敏感性和耐受性。若出现排便阈值增高，提示可能有内脏运动神经、容量感觉神经损害。

(二)排粪造影

1.检查过程

排粪造影是通过向患者直肠注入造影剂，对患者“排便”时肛管直肠部位进行动、静态结合观察的检查方法。其检查过程如下：

(1)检查前准备。检查前日午后2h、4h、8h冲服番泻叶9～15g，以清除积粪。

检查前清洁肠道，可口服泻药或用生理盐水清洁灌肠，至患者大便呈清稀水样，无粪便残渣残留。

(2)检查过程。患者取左侧卧位，双膝稍前屈，医生将橡胶单和治疗巾垫于患者臀下。医生准备灌肠筒，连接、润滑患者肛管，此时患者应放松肛门肌肉，不宜紧张。

医生将灌肠筒插入患者肛管，注入造影剂。造影剂可分为钡液法和钡糊法，临床上常用的造影剂包括钡液、钡糊等，它们可以填充直肠、乙状结肠、降结肠等部位。

灌肠完成后嘱患者侧坐在特制排粪桶上，调整自身高度使左右股骨重合并显示耻骨联合。

医生分别拍摄患者静坐、提肛、力排、排空后直肠侧位相，力排包括开始用力时及最大用力时的充盈相和黏膜相。患者应根据医生的指示行用力排便动作。

2.适应证

排粪造影主要用于协助诊断以下肛肠疾病。

(1)便秘。对于慢性便秘患者，尤其是出口梗阻型便秘患者，排粪造影可以显示直肠肛门的动态变化，有助于确定便秘的原因。

（2）直肠脱垂。排粪造影可以显示直肠黏膜脱垂、直肠套叠等病变，为直肠脱垂的诊断提供依据。

（3）直肠前突。直肠前突是引起出口梗阻型便秘的常见原因之一，排粪造影可以明确直肠前突的深度和范围。

（4）盆底失弛缓。盆底失弛缓是引起出口梗阻型便秘的另一种常见原因，排粪造影可以显示盆底肌肉的松弛情况。

（5）其他。如孤立性直肠溃疡综合征、肛管内括约肌痉挛性收缩、会阴下降综合征等肛肠疾病，排粪造影也可以提供一定的诊断依据。

3.结果分析

排粪造影的结果分析主要基于直肠肛门的动态变化。

（1）肛直角。肛直角是肛管轴线与近似直肠轴线的夹角。正常肛直角在静态时为70°~140°，力排时为110°~180°。肛直角异常可能反映盆底肌群的功能障碍。

（2）肛上距。肛上距为肛管、直肠轴线交点至耻尾线的垂直距离。正常肛上距小于3cm。肛上距异常可能反映直肠肛门的解剖结构异常。

（3）耻骨直肠肌长度。耻骨直肠肌长度是耻骨直肠肌于肛直交界处后方压迹至耻骨的距离。正常耻骨直肠肌长度在静态时为14 ~ 16cm，力排时为15 ~ 18cm。耻骨直肠肌长度异常可能反映耻骨直肠肌的功能障碍。

（4）直肠前突。直肠前突是直肠壶腹部远端呈囊袋状突向前方，但一般认为直肠膨出大于3cm才有意义。直肠前突的深度和范围可以反映其严重程度。

（5）其他。如直肠黏膜脱垂、直肠套叠、盆底失弛缓等病变，排粪造影也可以显示其特征和严重程度。

通过对排粪造影结果的分析，医生可以全面了解直肠肛门的动态变化，为肛肠疾病的诊断和治疗提供重要依据。同时，结合患者的病史、症状和其他检查结果，医生可以制订个性化的治疗方案，提高治疗效果和患者的生活质量。

三、肛肠动力学检查的应用价值

（一）在便秘、失禁等疾病诊断中的作用

1.便秘的诊断

便秘是一种常见的肛肠疾病，其病因复杂多样。肛肠动力学检查在便秘的诊断中发挥了重要作用。

肛门直肠测压是便秘诊断中常用的肛肠动力学检查方法之一。通过测定肛管静息压、肛管最大收缩压、直肠感觉容量和最大容量等指标，可以评估肛门直肠的生理功能是否存在异常。例如，肛管静息压异常可能反映肛门内括约肌的功能障碍，而肛管最大收缩压异常则可能反映肛管外括约肌的功能障碍。直肠感觉容量和最大容量的异常则可能反映直肠的敏感性和耐受性存在问题。此外，肛门直肠测压还能检测直肠肛管抑制反射，该反射异常可能反映直肠肛门的协调性障碍，这也是便秘的一个重要病因。

排粪造影在便秘的诊断中同样具有重要意义。它可以动态观察直肠肛门的排便过程，显示直肠前突、直肠黏膜脱垂、直肠套叠等病变，这些病变是引起出口梗阻型便秘的常见原因。通过排粪造影，医生可以直观地看到直肠肛门的解剖结构和功能状态，从而准确判断便秘的原因。

除了肛门直肠测压和排粪造影，肛肠动力学检查还包括其他多种方法，如盆底肌电图、腔内B超检查等。这些方法可以从不同的角度评估肛门直肠的生理功能，为便秘的诊断提供全面的信息。

2.失禁的诊断

失禁是另一种常见的肛肠疾病，包括大便失禁和尿失禁等。肛肠动力学检查在失禁的诊断中也发挥了重要作用。

肛门直肠测压可以评估肛门内外括约肌或盆底肌力量是否正常，以及肛门直肠控制排便能力与协调性。对于大便失禁患者，肛门直肠测压可以检测肛管静息压、肛管最大收缩压等指标，从而判断肛门括约肌的功能是否受损。同时，通过检测直肠肛管抑制反射，还可以了解直肠肛门的协调性是否存在问题。

排粪造影在失禁的诊断中也有一定的应用价值。它可以观察直肠肛门的解剖结构和功能状态，发现可能导致失禁的病变，如直肠前突、直肠

黏膜脱垂等。这些病变可能破坏直肠肛门的正常解剖结构和功能状态，导致失禁的发生。

盆底肌电图是另一种常用的肛肠动力学检查方法，它可以评估盆底肌肉的功能状态及神经源性大便失禁。通过记录耻骨直肠肌、肛门外括约肌静息状态、大力收缩状态时电活动的变化，盆底肌电图可以了解盆底肌肉是否存在损伤或功能障碍，为失禁的诊断提供重要依据。

（二）为治疗方案的制订提供依据

1.便秘的治疗方案制订

肛肠动力学检查为便秘的治疗方案制订提供了重要依据。

对于出口梗阻型便秘患者，肛门直肠测压和排粪造影可以明确病变部位和性质。例如，直肠前突、直肠黏膜脱垂、直肠套叠等病变可以通过排粪造影清晰显示。根据病变情况，医生可以制订个性化的治疗方案，如直肠前突修补术、直肠黏膜脱垂固定术等。

对于功能性便秘患者，肛肠动力学检查可以评估肛门直肠的生理功能是否存在异常。例如，肛管静息压、肛管最大收缩压、直肠感觉容量和最大容量等指标的异常可以反映肛门直肠的功能障碍。根据这些指标的变化情况，医生可以制订有针对性的治疗方案，如生物反馈治疗、药物治疗等。

生物反馈治疗是一种无创、无痛的治疗方法，它利用生物反馈治疗仪将患者的生理状态转化为直观的视听信号，让患者学习提高肌电水平，从而达到增强肌力、恢复运动功能的目的。对于功能性便秘患者，生物反馈治疗可以训练患者正确控制肛门直肠的生理功能，改善便秘症状。

药物治疗也是便秘治疗的重要手段之一。根据肛肠动力学检查的结果，医生可以选择合适的药物进行治疗。例如，对于肠道动力不足引起的便秘，可以使用肠道动力药促进肠道蠕动；对于粪便干燥引起的便秘，可以使用渗透性泻药软化粪便等。

2.失禁的治疗方案制订

对于大便失禁患者，肛门直肠测压和盆底肌电图可以评估肛门括约肌的功能状态和盆底肌肉的功能状态。根据评估结果，医生可以制订个性化的治疗方案。例如，对于肛门括约肌功能受损的患者，可以采用括约肌成形术或皮瓣移植肛管成形术等手术方法进行治疗;对于盆底肌肉功能受损的患者,可以采用生物反馈治疗或肌肉起搏装置等方法进行治疗。

生物反馈治疗在失禁的治疗中也发挥了重要作用。通过训练患者正确控制盆底肌肉的功能状态,生物反馈治疗可以改善失禁症状。特别是对于轻度失禁患者,生物反馈治疗可以作为一种非手术治疗手段,提高患者的生活质量。

对于重度失禁患者,手术治疗可能是必要的选择。根据肛肠动力学检查的结果,医生可以选择合适的手术方法进行治疗。例如,对于肛门括约肌完全破坏的患者,可以采用括约肌成形术或皮瓣移植肛管成形术等方法进行治疗;对于盆底肌肉严重受损的患者,可以采用盆底重建术等方法进行治疗。

此外,肛肠动力学检查还可以为失禁患者的康复训练提供指导。通过评估患者的康复情况,医生可以调整康复训练方案,提高康复效果。

第五节 影像学检查

一、X线检查在肛肠疾病中的应用

(一)钡剂灌肠

1.适应证

钡剂灌肠是一种常用的X线检查方法,主要用于诊断结直肠及其周围组织的病变。其主要适应证如下所述。

(1)结直肠良恶性肿瘤。通过钡剂灌肠,可以观察肠道黏膜的形态、充盈情况,以及是否存在占位性病变,从而初步判断是否存在肿瘤。

(2)结直肠息肉、憩室及部分炎症性病变。钡剂灌肠可以显示肠道黏膜的微小病变,如息肉、憩室等,并评估炎症性病变的范围和程度。

(3)先天性巨结肠、横结肠下垂、乙状结肠冗长症及先天性变异等。这些先天性或发育异常性疾病,通过钡剂灌肠可以清晰地显示肠道的形态和结构,为诊断提供依据。

(4)肠扭转、肠套叠以及早期肠套叠的灌肠整复。钡剂灌肠不仅可以诊断肠扭转、肠套叠等急性肠道疾病,还可以通过灌肠整复的方法尝试治疗早期肠套叠。

(5)观察盆腔病变与结肠的关系。在某些情况下,盆腔病变可能压迫或影响结肠的正常结构和功能,通过钡剂灌肠可以观察盆腔病变与结肠的关系,为诊断提供依据。

2.操作方法

(1)检查前准备。检查前需要进行肠道清洁,通常使用泻药或清洁灌肠的方法清除肠道内的粪便和残留物,以保证钡剂灌肠的效果。同时,检查前需要禁食一段时间,以避免食物残渣影响检查结果。

(2)钡剂配置。常用的钡剂为硫酸钡混悬剂,一般配成钡水重量比1∶4的溶液,用量根据患者的具体情况而定,通常为800~100mL。

(3)灌肠操作。患者取侧卧位,医生将灌肠管插入肛门,缓慢注入钡剂。在注入钡剂的过程中,患者需要按照医生的指示进行深呼吸和体位变换,以便使钡剂均匀分布在整个结直肠内。

(4)X线检查。在钡剂灌肠后,医生会使用X线机进行透视和摄片,观察肠道的充盈情况、黏膜形态以及是否存在占位性病变等。

3.注意事项

肠道清洁是钡剂灌肠成功的关键,必须彻底清除肠道内的粪便和残留物,以保证钡剂灌肠的效果。

钡剂的温度应适中,避免过热或过冷对肠道黏膜造成刺激。同时,注入钡剂的速度应适中,避免过快或过慢影响检查效果。

在钡剂灌肠过程中,患者需要按照医生的指示进行深呼吸和体位变换,以便使钡剂均匀分布在整个结直肠内。钡剂灌肠后,医生需要观察一段时间,以便充分评估肠道的充盈情况、黏膜形态以及是否存在占位性病变等。

对于急性结肠炎或憩室炎、近息肉切除术及结肠肠穿孔等患者,应避免进行钡剂灌肠检查,以免加重病情或导致并发症的发生。

(二)腹部X线片在肛肠急症中的诊断价值

1.肠梗阻的诊断

肠梗阻是常见的肛肠急症之一,腹部X线片在其诊断中具有重要价值。当发生肠梗阻时,肠道内的气体和液体积聚在梗阻部位以上,形成气液平面。通过腹部X线片,可以清晰地显示气液平面的位置和形态,从而判断梗阻的部位和程度。

站立正、侧位片是诊断肠梗阻的首选方法。在站立正、侧位片上,可以清楚地显示腹腔内游离积气和腹腔及肠管内的气液面。气液平面通常呈梯形或倒梯形,其数量和形态有助于判断梗阻的部位和程度。

对于不能站立的患者,可以采用仰卧前后位和仰、侧卧水平侧位和正位片进行检查。这些体位同样可以显示腹腔内游离气体及肠管内气液面,并可对腹部的其他改变进行评估,如肠内积气、积气肠管的分布位置、软组织块影、腹腔积液及腹壁情况等。

2.胃肠道穿孔的诊断

胃肠道穿孔是另一种常见的肛肠急症,腹部平片在其诊断中同样具有重要价值。当发生胃肠道穿孔时,胃肠道内的气体逸出到腹腔内,形成游离气腹。通过腹部平片,可以清晰地显示游离气腹的存在和范围。

立位摄片是诊断胃肠道穿孔的首选方法。在立位摄片上,气体可上浮至横膈与肝或胃之间,显示为透明的新月形气体影。这是胃肠道穿孔的典型征象,具有很高的诊断价值。

对于不能站立的患者,可以采用仰卧前后位和仰、侧卧水平侧位和正位片进行检查。这些体位同样可以显示腹腔内游离气体,但可能不如立位摄片清晰。

3.其他肛肠急症的诊断

除了肠梗阻和胃肠道穿孔外,腹部X线片在其他肛肠急症的诊断中也具有一定价值。例如,在急性阑尾炎、肠套叠等疾病的诊断中,腹部X线片可以提供一些间接征象,如肠内积气、积气肠管的分布位置、软组织块影等,为诊断提供依据。

4.腹部X线片的局限性

尽管腹部X线片在肛肠急症的诊断中具有重要价值,但其也存在一定的局限性。例如，对于肠道黏膜的微小病变，如息肉、憩室等，腹部X线片通常无法显示。此外，对于肠道内的占位性病变，如肿瘤等，腹部X线片也仅能提供初步的诊断线索，无法明确病变的性质和范围。因此，在临床实践中，医生通常需要结合患者的病史、症状、体征以及其他检查结果，综合判断病情并制订治疗方案。

5.腹部X线片的优化与辅助诊断

为了提高腹部X线片在肛肠急症中的诊断价值，医生可以采取一些优化措施。例如，选择合适的摄片体位和曝光条件，以提高图像的质量和清晰度。同时，医生还可以结合其他影像学检查方法，如CT、MRI等，以提供更全面、准确的诊断信息。例如，在急性阑尾炎的诊断中，CT检查可以提供更清晰的图像和更准确的诊断信息；在肠梗阻的诊断中，MRI检查可以更准确地评估肠道的充盈情况、黏膜形态以及是否存在占位性病变等。

二、超声检查在肛肠疾病中的优势

（一）直肠超声检查的原理与操作技巧

1.直肠超声检查的原理

直肠超声检查是一种无创性的医学影像技术，利用超声波探头在肛门插入直肠内，对直肠及其周围组织进行观察和评估。其原理基于超声波在不同介质中传播时发生的反射、散射和吸收现象。当超声波探头发射的超声波束穿透直肠壁及周围组织时，遇到不同密度的组织界面会发生反射，这些反射回来的超声波信号被探头接收后，经过一系列的处理放大，最终以图像的形式显示在屏幕上。通过观察这些图像，医生可以了解直肠壁及其周围组织的结构、形态和病变情况。

2.直肠超声检查的操作技巧

患者需要空腹或少量进食，以避免肠道内有粪便影响检查结果。在检查前排空膀胱，以免尿液干扰检查。患者需要脱掉下身衣物，穿上医院提供的检查服。医生会对患者进行肛门指诊，以确定直肠的位置和大小。

患者通常取侧卧位或膝胸位，将膝盖向胸部靠拢，以便医生更好地插入探头。医生会在肛门处涂上一层凝胶，以减少摩擦和不适感。医生缓慢地插入探头到直肠内，同时向外移动探头来观察直肠壁的情况。在检查过程中，医生可能会要求患者改变体位或深呼吸等动作，以帮助观察更全面。

患者需要放松心情，避免过度紧张，以免影响检查结果。医生在操作过程中需要轻柔、缓慢地插入探头，避免对直肠壁造成损伤。

在检查过程中，医生需要仔细观察屏幕上的图像，注意直肠壁及其周围组织的结构、形态和病变情况。

检查完成后，医生会缓慢地将探头取出，并对肛门进行清洁处理。患者需要休息片刻，以便身体逐渐适应检查后的感觉。

（二）超声检查在肛周脓肿、肛瘘等疾病诊断中的应用

1.肛周脓肿的诊断

肛周脓肿是直肠肛管周围脓肿的简称，指肛门周围软组织间隙发生急慢性化脓性感染而形成脓肿。超声检查在肛周脓肿的诊断中具有显著优势。

（1）超声表现。肛周脓肿在超声图像上多呈低回声或无回声暗区，为圆形、裂隙状或不规则形，边界模糊不清，后壁回声稍强。

随着病程进展，低回声区逐渐形成无回声区，内部可能出现液化现象。

脓肿周边非液化的炎症区域可探及丰富的血流信号。

（2）诊断价值。超声检查可以准确判断肛周脓肿的部位、范围以及脓腔的大小和形态。

通过观察脓肿内部的回声和血流信号，可以了解脓肿的成熟程度和液化情况。

超声检查还可以评估脓肿与周围组织的关系，为外科手术提供准确的定位。

2.肛瘘的诊断

肛瘘是临床常见的肛肠疾病，指肛门直肠因肛门周围间隙感染、损伤、异物等病理因素形成的与肛门周围皮肤相通的异常通道。超声检查在肛瘘的诊断中同样具有重要价值。

(1)超声表现。肛瘘在超声图像上通常表现为指向肛门方向的条索状低回声。瘘管的内口可能表现为内括约肌中的小裂隙状缺损。复杂肛瘘可能表现为多条瘘管相互连通,形成复杂的瘘管网络。

(2)诊断价值。超声检查可以准确判断肛瘘的存在、位置以及瘘管的数量和走行方向。

通过观察瘘管与周围组织的关系,可以了解肛瘘的复杂程度和对周围组织的影响。

超声检查还可以评估肛瘘的内口位置,为外科手术提供准确的定位。

3.超声检查的优势

(1)无创性。超声检查是一种无创性的医学影像技术,不会对患者造成任何损伤或痛苦。

与传统的手术探查和造影检查相比,超声检查具有更高的安全性和舒适性。

(2)高分辨率。超声检查具有高分辨率的图像质量,可以清晰地显示直肠壁及其周围组织的结构、形态和病变情况。

通过观察超声图像,医生可以准确地判断疾病的类型和程度。

(3)实时性。超声检查是一种实时的医学影像技术,可以在检查过程中实时观察直肠壁及其周围组织的动态变化。

这有助于医生更全面地了解疾病的病情和进展,为诊断和治疗提供更有力的支持。

(4)经济性。与其他医学影像技术相比,超声检查具有更低的成本和更短的检查时间。这有助于降低患者的医疗负担和检查时间,提高医疗资源的利用效率。

(5)可重复性。超声检查具有可重复性的优点,可以在不同时间点对患者进行多次检查。这有助于医生观察疾病的病情变化和治疗效果,为临床决策提供依据。

(6)辅助其他检查。超声检查还可以与其他医学影像技术相结合,如CT、MRI等,以提高诊断的准确性和全面性。通过综合分析不同影像技术的结果,医生可以更全面地了解疾病的病情和进展,为诊断和治疗提供更有力的支持。

三、其他影像学检查方法

(一)CT、MRI在复杂肛肠疾病中的诊断作用

1. CT在复杂肛肠疾病中的诊断作用

CT是一种利用X射线对人体进行断层扫描的影像技术,通过计算机断层成像的方法显示人体的内部结构。在复杂肛肠疾病的诊断中,CT具有以下重要作用:

CT能够清晰地显示肠道的形态、位置以及其与周围结构的关系,如盆腔器官、骨骼、血管等。这对于了解肛肠疾病的解剖位置和周围结构受累情况非常重要。

对于疑似肛肠肿瘤的患者,CT可以评估肿瘤的大小、位置、形态以及是否有淋巴结和远处转移。这有助于医生判断肿瘤的性质和分期,从而制订合适的治疗方案。

CT具有较高的密度分辨率,能够发现肠道内外的潜在病变或转移灶。这对于早期发现肿瘤复发或转移具有重要意义。

CT图像可以提供详细的解剖信息,有助于医生制订手术计划,确定手术切除的范围。同时,CT还可以用于放疗靶区的定位和勾画。

然而,CT在肛肠疾病诊断中也存在一些局限性,如对于肠道黏膜的微小病变显示不清,对于小于5mm的息肉或平坦病变检出率较低等。

2.MRI在复杂肛肠疾病中的诊断作用

MRI是一种利用强磁场和无线电波对人体进行断层扫描的影像技术,能够生成高分辨率的图像。在复杂肛肠疾病的诊断中,MRI具有以下重要作用:

MRI具有极高的软组织分辨率,能够清晰地显示肠道壁的结构、层次以及肠道周围的软组织细节。这对于了解肛肠疾病的解剖位置和周围结构受累情况非常有帮助。

对于疑似肛肠肿瘤的患者,MRI可以评估肿瘤对肠道壁的浸润深度、是否有淋巴结和远处转移。这有助于医生判断肿瘤的性质和分期,从而制订合适的治疗方案。

MRI可以显示肛门括约肌的结构和功能状态,对于评估产后、外伤等原因导致的肛门括约肌损伤具有重要意义。

MRI图像可以提供详细的解剖信息，有助于医生制订手术计划，确定手术切除的范围。同时，MRI还可以用于放疗靶区的定位和勾画。

MRI能够清晰地显示肛周脓肿和肛瘘的位置、大小、形态以及与周围组织的关系，有助于医生制订合适的治疗方案。

MRI在肛肠疾病诊断中同样存在一些局限性，如检查时间较长、对金属植入物的兼容性较差等。但总体来说，MRI在复杂肛肠疾病的诊断中具有重要的临床应用价值。

（二）影像学检查的选择原则与注意事项

1.影像学检查的选择原则

（1）根据疾病类型选择。不同类型的肛肠疾病对影像学检查的要求不同。例如，对于疑似肿瘤的患者，应首选CT或MRI进行检查；对于肛周脓肿或肛瘘的患者，超声和MRI是较为常用的检查方法。

（2）根据病情严重程度选择。病情严重程度也会影响影像学检查方法的选择。例如，对于病情较轻的患者，可以选择超声或X线等较为简便的检查方法；对于病情较重的患者，可能需要选择CT或MRI等更为复杂的检查方法。

（3）根据患者具体情况选择。患者的年龄、性别、身体状况等因素也会影响影像学检查方法的选择。例如，对于孕妇或儿童等特殊人群，应选择对胎儿或儿童影响较小的检查方法。

（4）综合考虑检查成本与效益。在选择影像学检查方法时，还应考虑检查的成本与效益。应在保证诊断准确性的前提下，选择成本较低的检查方法，以降低患者的医疗负担。

2.影像学检查的注意事项

（1）检查前准备。患者在检查前应做好充分的准备工作。例如，对于需要进行肠道清洁的检查（如钡剂灌肠、结肠镜检查等），患者应按照医生的指示进行肠道准备；对于需要进行空腹检查的项目（如腹部CT、MRI等），患者应提前禁食。

（2）检查过程中配合。在检查过程中，患者应按照医生的指示进行配合。例如，对于需要进行体位变换的检查（如腹部CT、MRI等），患者应按照医生的指示进行体位变换；对于需要进行呼吸配合的检查（如肺部

CT等),患者应按照医生的指示进行呼吸配合。

(3)关注检查禁忌证。患者在选择影像学检查方法时,应关注检查禁忌证。例如,对于对碘过敏的患者,应避免选择含有碘对比剂的X线或CT检查;对于体内有金属植入物的患者,应避免选择MRI检查等。

(4)了解检查风险与并发症。患者在选择影像学检查方法时,还应了解检查风险与并发症。虽然大多数影像学检查方法具有较高的安全性和可靠性,但仍存在一定的风险与并发症。例如,对于需要进行肠道清洁的检查,患者可能会出现腹泻、脱水等不良反应;对于需要进行穿刺或活检的检查,患者可能会出现出血、感染等并发症。

(5)结合其他检查结果。在进行影像学检查时,应结合其他检查结果进行综合分析。例如,对于疑似肿瘤的患者,除了进行CT或MRI检查外,还应结合血液学检查、病理学检查等其他检查结果进行综合分析;对于肛周脓肿或肛瘘的患者,除了进行超声或MRI检查外,还应结合临床体征、病史等其他检查结果进行综合分析。

第六节 盆底肌电图

一、盆底肌电图的基本原理

(一)肌电图的定义与工作原理

1.肌电图的定义

肌电图(Electromyography, EMG)是一种记录和分析肌肉在静息、随意收缩及周围神经受刺激时所产生的生物电活动的技术。它通过检测肌肉的电活动来评估肌肉的功能状态,包括肌肉的激活模式、收缩强度、协调性以及疲劳程度等。

2.肌电图的工作原理

肌电图的工作原理基于肌肉的电生理学特性。当肌肉受到刺激或主动收缩时,肌肉纤维中的肌细胞膜会产生去极化,进而引发动作电位的产生。这些动作电位沿着肌纤维传播,并通过肌肉与皮肤之间的组织传递到皮肤表面。通过在皮肤表面放置电极，可以捕捉到这些电信号，并将其转化为可以记录和分析的电信号图形。

（1）肌肉收缩与动作电位产生。当肌肉受到刺激或主动收缩时，肌肉纤维中的肌细胞膜去极化，触发动作电位的产生。这些动作电位沿着肌纤维传播，形成电信号。

（2）电信号传导。动作电位产生的电信号通过肌肉与皮肤之间的组织传递到皮肤表面。这个过程中，电信号会受到组织电阻、电容等因素的影响，发生一定的衰减和变形。

（3）电极捕捉与信号放大。在皮肤表面放置电极，可以捕捉到这些电信号。为了获得足够清晰的信号，通常需要对捕捉到的信号进行放大处理。

（4）信号记录与分析。放大后的信号被记录下来，并通过专门的软件进行分析。分析的内容包括肌电图的振幅、频率、持续时间、稳定性等参数，以及肌电图的波形特征等。

（二）盆底肌电图在肛肠疾病诊断中的独特性

1. 盆底肌电图的定义与特点

盆底肌电图（Pelvic Floor Electromyography, PFEMG）是一种专门用于检测和分析盆底肌肉电活动的技术。盆底肌群作为支撑泌尿生殖系统的关键结构，其功能状态直接影响着排尿控制、性功能乃至整体盆腔健康。盆底肌电图通过检测盆底肌肉在静息、收缩以及排便等状态下的电活动变化，来评估盆底肌肉的功能状态及神经支配情况。

（1）无创性。盆底肌电图通过皮肤表面电极捕捉盆底肌肉的微弱电信号，无须侵入性操作，对患者无创伤。

（2）实时性。盆底肌电图可以实时地记录和分析盆底肌肉的电活动变化，为评估盆底肌肉的功能状态提供即时反馈。

（3）直观性。通过盆底肌电图的波形特征和分析参数，可以直观地了解盆底肌肉的功能状态及神经支配情况。

2. 盆底肌电图在肛肠疾病诊断中的独特性

盆底肌电图在肛肠疾病诊断中具有独特的优势和价值。具体来说，其独特性体现在以下几个方面：

(1)诊断盆底功能障碍性疾病。妊娠、分娩、手术、创伤、肥胖、便秘等因素都可能会造成围绕盆腔脏器的肌肉、神经、血管出现异常,从而引起盆底功能障碍性疾病。盆底肌电图通过检测盆底肌肉、神经的生物电活动来判断神经肌肉系统机能变化,诊断神经肌肉疾病。

盆底肌电图可以评估盆底肌肉的力量、耐力、协调性以及神经支配情况,从而帮助医生判断盆底功能障碍性疾病的类型和程度。例如,在盆底松弛(如直肠脱垂、直肠黏膜松弛、会阴下降等)患者中,盆底肌电图可以显示盆底肌肉的电活动减弱或消失;在盆底痉挛(如耻骨直肠肌痉挛综合征、内括约肌痉挛综合征等)患者中,盆底肌电图可以显示盆底肌肉的反常电活动。

(2)评估排便功能。盆底肌电图在评估排便功能方面具有独特价值。通过记录和分析盆底肌肉在静息、收缩以及排便等状态下的电活动变化,可以了解盆底肌肉在排便过程中的作用及其功能状态。

在便秘患者中,盆底肌电图可以评估盆底肌肉的收缩能力和协调性,从而帮助医生判断便秘的原因并制订合适的治疗方案。例如,在盆底肌无力或协调性差导致的便秘患者中,盆底肌电图可以显示盆底肌肉的电活动减弱或波形紊乱。

(3)指导生物反馈训练。盆底肌电图可以指导生物反馈训练,提高患者自我控制能力。生物反馈训练是一种通过视觉或听觉反馈来训练患者控制盆底肌肉收缩和放松的方法。

在盆底肌电图的指导下,患者可以通过观察盆底肌电图的波形特征和分析参数,了解自己盆底肌肉的功能状态并进行针对性的训练。例如,在尿失禁患者中,通过盆底肌电图指导的生物反馈训练可以提高患者盆底肌肉的收缩能力和协调性,从而改善尿失禁症状。

(4)辅助其他肛肠疾病诊断。盆底肌电图还可以辅助其他肛肠疾病的诊断。例如,在肛周脓肿或肛瘘患者中,盆底肌电图可以评估盆底肌肉的电活动变化,从而帮助医生判断病变的位置和范围。

在一些先天性或创伤性盆底肌内缺损患者中,盆底肌电图可以显示盆底肌肉的电活动减弱或消失及病理性电活动,为诊断提供重要依据。

3. 盆底肌电图的局限性

尽管盆底肌电图在肛肠疾病诊断中具有独特的优势和价值，但也存在一定的局限性。例如，盆底肌电图对操作人员的熟练程度要求较高；肛管肌肉在各时相的肌肉间的位置变化可能会影响检测结果；患者对检查的适应程度以及情绪变化也可能会影响检测结果。因此，在临床应用中需要综合考虑多种因素，并结合其他检查结果进行综合分析。

二、盆底肌电图的检查方法与步骤

（一）检查前的准备与电极放置位置

1. 检查前的准备

盆底肌电图检查前的准备对于确保检查的顺利进行和结果的准确性至关重要。以下是检查前的准备步骤：

（1）患者准备。患者应穿着宽松舒适、容易穿脱的衣服，以便于检查时的体位调整和电极放置。

检查前一天晚上，患者应彻底洗澡，特别是重点清洗手心、手背、脚心、脚背、左前胸、左肩背等可能接触到电极的部位，并避免涂抹含油脂的护肤品，以免影响电极的粘贴效果。

患者应保持良好的情绪状态，避免紧张情绪导致的肌肉紧张，对检查操作不利。

患者应在检查前提前练习收缩肛门、排便的动作，以便于检查过程中的配合。

（2）环境准备。检查室应保持安静、整洁，温度适宜，以减少外界干扰。

检查所需的设备（如肌电图仪、电极、无菌单等）应提前准备好，并确保处于正常工作状态。

（3）电极准备。根据检查需要选择合适的电极类型（如表面电极、针电极等），并进行消毒处理。

确保电极的粘贴面干净、平整，以便于与皮肤紧密接触。

2. 电极放置位置

盆底肌电图检查中电极的放置位置对于准确记录盆底肌肉的电活动

至关重要。以下是常见的电极放置位置：

(1)表面电极。通常放置在会阴部,以覆盖盆底肌群的主要区域。具体位置可能根据检查目的和患者情况进行微调。

电极的粘贴应紧密、平整,以减少信号干扰。

(2)针电极。对于需要更详细分析肌电图的患者,可能会使用针电极。

针电极通常通过肛门插入,以记录盆底深层肌肉的电活动。插入前应对进针点进行消毒处理。

针电极的插入位置和深度应根据检查目的和患者情况进行精确调整。

(二)检查过程中的注意事项与患者配合

1.检查过程中的注意事项

盆底肌电图检查过程中需要注意以下事项,以确保检查的顺利进行和结果的准确性。

(1)患者体位。患者通常取左侧卧位,以便于检查者的操作和电极的放置。

检查过程中,患者应保持体位稳定,避免随意移动。

(2)电极连接。确保电极与肌电图仪的连接稳定可靠,避免出现接触不良或断线等情况。

在检查过程中,应定期检查电极的粘贴情况,如有松动或脱落应及时处理。

(3)操作规范。检查者应严格按照操作规范进行操作,避免对患者造成不必要的损伤或不适。

在使用针电极进行检查时,应特别注意操作的准确性和轻柔性,以减少患者的疼痛和不适感。

(4)信号干扰。检查过程中应尽量避免外界干扰信号对肌电图的影响。例如,应关闭手机等可能产生电磁干扰的设备。

检查室应保持安静,以减少噪声对检查过程的干扰。

(5)患者监测。在检查过程中,应密切监测患者的生命体征和反应情况。如出现异常情况,应及时处理并停止检查。

2.患者配合

患者在盆底肌电图检查过程中的配合对于确保检查的顺利进行和结果的准确性至关重要。以下是患者在检查过程中需要注意的事项:

(1)情绪稳定。患者应保持情绪稳定,避免紧张情绪导致的肌肉紧张。紧张情绪可能会影响盆底肌肉的电活动,从而对检查结果产生影响。

患者可以通过深呼吸、放松身体等方式来缓解紧张情绪。

(2)动作配合。患者应根据检查者的指令进行相应的动作配合。例如,在检查过程中可能需要患者进行收缩肛门、排便等动作。

患者应熟悉这些动作并在检查前进行练习,以便于在检查过程中能够准确地完成。

(3)体位保持。患者应保持稳定的体位,避免随意移动。体位的稳定性对于确保电极的放置准确和信号的稳定记录至关重要。

如果患者需要调整体位,应在检查者的指导下进行。

(4)反馈沟通。在检查过程中,患者如有任何不适或疑问应及时向检查者反馈沟通。检查者应耐心倾听患者的反馈并给予相应的处理和解释。

患者应积极配合检查者的操作和要求,以便于检查的顺利进行和结果的准确性。

(5)检查后的注意事项。检查完毕后,患者应休息片刻并观察有无不适症状。如无不适方可离开。患者应注意保持穿刺部位的清洁和干燥,以避免感染的发生,按照医生的要求进行后续的治疗和随访工作。

三、盆底肌电图的结果解读与应用

(一)正常与异常肌电图的识别

1.正常肌电图的特征

(1)静息状态。正常盆底肌在静息状态时,会呈现低频率的连续电活动。这种电活动的频率和振幅相对稳定,每秒返折数通常在正常范围内[如每秒(18.7 ± 9.7)次],平均振幅为(149.2 ± 21.3)μV。

波形方面，正常肌电图以单相、双相和三相波为主，双相及三相波占比约80%，且波形稳定。

（2）轻度收缩状态。当患者轻度收缩盆底肌时，肌电图上会出现分开的单个运动单位电位（MUP）。MUP所反映的是单个脊髓前角细胞所支配的肌纤维或者亚运动单位的综合电位。

正常情况下，MUP的振幅为200~600μV，时程约为57.5ms。由于电极与肌纤维间的距离不等，电压可能会有所变化。肌肉萎缩时，由于单位容积内肌纤维数量减少，电压可能会降低。

（3）模拟排便状态。在模拟排便时，正常人的盆底肌电活动会显著减少，每秒返折数下降至（9.3 ± 6.9）次，电压降低至（51.5 ± 16.7）μV，或者呈现电静息状态。

（4）中度或最大收缩状态。中度收缩盆底肌时，肌电图上会出现多个MUP参加活动，有些部位电活动较密集，难以分出单个MUP，被称为混合相。

最大收缩盆底肌时，几乎全部MUP均参加收缩。由于参加放电的MUP数量及频率增加，不同的电位相互干扰、重叠，无法分辨出单个MUP，被称为干扰型。

2. 异常肌电图的识别

（1）静息状态。可能出现异常电位，如正锐波。正锐波为一正相、尖形主峰向下的双相波，多不回到基线，总形状似“V”字，波形稳定。其参数：波幅差异大，多为低波幅（一般为50~100μV）；时限一般为48ms；频率一般为每秒110次。这种波形代表肌肉失去神经支配。

（2）轻度收缩状态。MUP的振幅和波幅可能会降低，时程可能缩短，波形可能出现异常（如多相电位增多）。多相电位占10%~20%时为临界异常，超过20%肯定为异常。这可能是由于神经或肌肉纤维病变导致的。

（3）模拟排便状态。盆底横纹肌失弛缓症患者在模拟排便时，肌电活动不但不减少，反而增加。这种现象称为反常电活动。应排除患者因环境不适合、精神紧张、针电极刺激与疼痛所致的假阳性。

（4）中度或最大收缩状态。如果行最大用力缩肛时，仍无任何MUP

出现，可能表示外周神经完全损伤；如仅出现单个MUP或混合相，可能提示脊髓前角细胞疾病或外周神经不完全损伤。

（二）盆底肌电图在盆底功能障碍性疾病中的诊断价值

1.诊断盆底肌肉功能异常

盆底肌电图可以精确地反映盆底肌的功能活动，尤其是运动中的功能活动情况。它能够清楚地显示一些在形态学检查中无法发现的轻度异常，如盆底横纹肌失弛缓综合征中盆底肌的反常电活动。

（1）耻骨直肠肌综合征。盆底肌电图可以显示耻骨直肠肌在静息状态下的异常电活动，如正锐波的出现，以及收缩时的肌电活动异常。这有助于诊断耻骨直肠肌综合征，该疾病以缓慢进行加重的排粪困难、排粪过度用力、排粪时间过长等为主要症状。

（2）肛门外括约肌病变。肛门外括约肌病变引起的大便失禁可以通过盆底肌电图来诊断。肌电图可以显示外括约肌在静息、收缩和排便状态下的肌电活动异常。这有助于判断外括约肌的神经支配情况和肌肉功能状态。

（3）盆底痉挛综合征。盆底肌电图可以显示盆底肌在静息状态下的异常电活动，以及收缩和排便时的肌电活动异常。这有助于诊断盆底痉挛综合征，该疾病以排便过程中盆底和肛门不舒张、不开放，反而收缩、痉挛为主要特征。

2.评估盆底神经支配情况

盆底肌电图可以检查盆底肌支配神经受损的情况。如神经完全损害时，电活动会消失；部分损害时，电活动会减弱或出现病理性电活动。

（1）先天性或创伤性盆底肌肉缺损。盆底肌电图可以通过针电极探查肌电活动的存在与否及肌电活动的分布情况，来诊断先天性或创伤性盆底肌肉缺损，并标明缺损范围。

（2）神经系统疾患。如脑血管意外、脑动脉硬化、脑外伤、脊髓损伤等神经系统疾患可能导致盆底肌的神经支配受损。盆底肌电图可以评估这些疾患对盆底肌神经支配的影响。

3.与其他检查方法结合诊断

盆底肌电图可以与其他检查方法（如肛门直肠压力测定、排粪造影、结肠镜检等）结合使用，对出口梗阻性便秘、肛门失禁等疾病做出有效诊断。

(1)出口梗阻性便秘。盆底肌电图可以显示盆底肌在静息、收缩和排便状态下的肌电活动异常。结合肛门直肠压力测定和排粪造影,可以更全面地评估盆底肌的功能状态和出口梗阻的原因。

(2)肛门失禁。盆底肌电图可以显示外括约肌的肌电活动异常。结合肛门直肠压力测定和排粪造影,可以更准确地判断肛门失禁的原因和程度。

(三)根据肌电图结果制订个性化的治疗方案

1.针对盆底肌肉功能异常的治疗

(1)耻骨直肠肌综合征。如果肌电图显示耻骨直肠肌在静息状态下的异常电活动,以及收缩时的肌电活动异常,可以考虑采用生物反馈治疗、盆底肌训练等方法来改善盆底肌的功能状态。

对于严重的耻骨直肠肌综合征患者,可能需要考虑手术治疗。

(2)肛门外括约肌病变。如果肌电图显示外括约肌在静息、收缩和排便状态下的肌电活动异常,可以考虑采用神经肌肉电刺激、康复训练等方法来改善外括约肌的功能状态。

对于由手术损伤等引起的肛门外括约肌病变,可能需要进行手术修复。

(3)盆底痉挛综合征。如果肌电图显示盆底肌在静息状态下的异常电活动,以及收缩和排便时的肌电活动异常,可以考虑采用生物反馈治疗、盆底肌训练、心理干预等方法来改善盆底肌的功能状态和患者的心理状态。

对于严重的盆底痉挛综合征患者,可能需要考虑手术治疗。

2.针对盆底神经支配受损的治疗

(1)神经损害较轻的患者。可以考虑采用神经肌肉电刺激、康复训练等方法来促进神经的再生和肌肉的恢复。

同时,可以配合药物治疗(如营养神经药物)来改善患者的症状。

(2)神经损害较重的患者。可能需要进行手术干预来修复受损的神经。术后还需要进行康复训练等后续治疗来促进患者的恢复。

3.综合治疗方案的制订

（1）结合患者具体情况。在制订治疗方案时，需要综合考虑患者的年龄、性别、病程、症状严重程度等因素。例如，对于老年女性患者，可能需要更加注重盆底肌的训练和康复；对于年轻男性患者，可能需要更加注重神经肌肉电刺激等治疗方法的应用。

（2）多种治疗方法联合应用。盆底肌电图结果可以作为制订综合治疗方案的依据之一。根据肌电图结果，可以制订包括生物反馈治疗、盆底肌训练、神经肌肉电刺激、手术治疗等在内的综合治疗方案。这些治疗方法可以联合应用，以达到更好的治疗效果。

（3）定期随访和调整治疗方案。在治疗过程中，需要定期随访患者的症状变化和肌电图结果的变化。根据随访结果，可以及时调整治疗方案，以确保治疗效果的最大化。例如，如果患者在治疗过程中症状得到明显改善，但肌电图结果仍显示异常，可能需要继续加强盆底肌的训练和康复；如果患者在治疗过程中症状无明显改善，可能需要考虑调整治疗方案或进行进一步的检查。

第四章 中西医结合的肛肠疾病治疗

第一节 肛瘘

一、肛瘘的概述与病因

（一）肛瘘的定义与分类

1.肛瘘的定义

肛瘘是肛肠科常见的一种疾病，全称为肛门直肠瘘，是肛管或直肠与会阴皮肤相通的肉芽肿性管道。肛瘘主要由直肠和肛管周围的感染性脓肿引发，形成一个慢性感染通道，主要由内口、瘘管、外口3部分构成。肛瘘的发病率在肛肠疾病中相对较高，仅次于痔疮，约占肛肠发病率的10%左右。

2.肛瘘的分类

肛瘘的分类方法多样，主要依据瘘管位置高低、瘘管的数量以及与括约肌的关系进行分类。

（1）根据瘘管位置高低分类。

低位肛瘘：瘘管位于深部以下（靠近肛门），包括低位单纯性肛瘘和低位复杂性肛瘘。低位单纯性肛瘘只有一个瘘管，而低位复杂性肛瘘则有多个瘘管和瘘口。

高位肛瘘：瘘管位于肛门外括约肌深部以上（远离肛门），包括高位单纯性肛瘘和高位复杂性肛瘘。高位单纯性肛瘘只有一个瘘管，而高位复杂性肛瘘则有多个瘘管和瘘口。

（2）根据瘘管与括约肌的关系分类（Parks分类）。

括约肌间型：约占肛瘘的70%，多因肛管周围脓肿引起。瘘管位于内外括约肌之间，内口在附近，外口多在肛缘附近，为低位肛瘘。

经括约肌型:约占肛瘘的25%,多因坐骨肛管间隙脓肿引起。瘘管穿外括约肌、坐骨直肠间隙,开口于肛周皮肤。

括约肌上型:为高位肛瘘,较少见,约占肛瘘的4%。瘘管在括约肌间隙向上延伸,越过耻骨直肠肌,向下经坐骨直肠间隙穿透肛周皮肤。

括约肌外型:最少见,约占肛瘘的1%。内口不在齿状线附近,而在齿状线上方的直肠壁,瘘管在内外括约肌外方经肛提肌而下,外口开口于肛门远处周围皮肤。多为骨盆直肠间隙脓肿合并坐骨肛管间隙脓肿的结果,也会因外伤、肠道恶性肿瘤、克罗恩病引起,治疗较为困难。

(3)其他分类方法。

根据瘘管外口数量,可分为复杂性肛瘘和简单性肛瘘。复杂性肛瘘有多个外口,而简单性肛瘘只有一个外口。

特殊类型肛瘘:如马蹄形肛瘘、直肠阴道瘘等,这些肛瘘的瘘管路径复杂,涉及更多解剖结构,手术处理难度较大。

(二)肛瘘的发病原因及危险因素

1.肛瘘的发病原因

肛瘘的形成主要与肛腺感染有关。肛腺是肛管黏膜下的一种腺体,其分泌物具有润滑肠道的作用。当肛腺感染发炎后,炎症会沿着肛管直肠向周围蔓延,形成脓肿。脓肿自行破溃或经切开引流后,脓腔缩小,脓腔壁有时会结缔组织增生,脓腔缩窄从而形成比较弯或直的管道,即肛瘘。此外,肛瘘的发病原因还包括:①肛周脓肿的后遗症。肛周脓肿是肛瘘的前驱病变。当肛周脓肿没有得到及时有效的治疗,或者破溃流脓后未完全愈合,就会形成肛瘘。②直肠肛门损伤,如肛门体温计、肛门镜检查等损伤肛管、直肠引起肛瘘。③肛门裂反复感染会形成皮下瘘。④会阴部手术,如内痔注射、产后会阴缝合、尿道手术后感染等都可引起肛瘘。⑤其他疾病,如结核病、溃疡性结肠炎、克罗恩病、直肠肛管癌等肠道疾病,以及糖尿病、白血病等系统疾病,由于机体抵抗力下降,可经血行感染引起肛瘘。

2.肛瘘的危险因素

首先是性别与年龄。肛瘘多见于青壮年男性,可能与男性的性激素靶器官之一皮脂腺分泌旺盛有关。然而,肛瘘可以发生于任何年龄段,婴幼儿发病者亦不少见。

其次是不良的生活习惯。长期辛辣、油腻饮食可导致便秘或腹泻，增加了肛周脓肿及肛瘘的发生率。久坐、熬夜、嗜烟酒、过度劳累均是肛周脓肿及肛瘘的诱发因素。久坐导致肛门内持续高压，熬夜、劳累可致胃肠道功能紊乱，排便习惯改变，继而出现肛周疾病。

再次是肛周清洁与卫生问题。肛周汗液刺激、清洁不及时粪便刺激，以及肛周皮肤破损导致肛周皮肤发炎、组织发炎，都可能诱发肛瘘的形成。

最后是慢性疾病，如长期营养不良、慢性支气管炎、肺气肿、慢性肝炎、肝硬化、腹泻、结肠炎等，这些疾病可能导致肛门括约肌松弛无力，增加感染的机会。

二、肛瘘的西医治疗

（一）手术治疗的原则与方法

1.手术治疗的原则

肛瘘的治疗原则主要基于肛瘘的解剖结构及其发生的机理，核心目标是清除内口、处理好瘘管及支管、无效腔，并尽可能保留肛管直肠环以维持正常的肛门括约功能。肛瘘不能自愈，必须通过手术治疗才能根治。手术的关键在于尽量减少肛门括约肌的损伤，防止术后肛门失禁，并避免肛瘘的复发。

2.手术治疗的主要方法

（1）肛瘘切开术。

适用范围：适用于低位肛瘘，尤其是单纯性低位肛瘘。复杂性肛瘘或其他非手术治疗无效的情况也常采用此手术。

手术方法：通过移除感染的肛门组织来治疗肛瘘。手术时用探针查清瘘管全程，循探针瘘管全部切开，刮去瘘管内肉芽组织，使创面呈V形。创面内填塞油纱布，以促进愈合。

（2）挂线疗法。

适用范围：适用于位置深、行走路径长且难以一次完全切除的肛瘘，尤其是高位单纯性或复杂性肛瘘。

手术方法：利用橡皮筋或有腐蚀作用的药线的机械性压迫作用，缓慢切开肛瘘。手术时，先将探针从外口插入，顺瘘管经内口穿出，在内口端探针上缚一根橡皮筋，然后将橡皮筋从内口经瘘管在外口引出，切开内外口之间的皮肤，拉紧橡皮筋予以结扎。术后3～5d可再紧线一次，一般在术后1～2周内橡皮筋脱落，留下敞开创面可以逐渐愈合。

(3)肛瘘切除术。

适用范围：一般适用于低位单纯性肛瘘。

手术方法：一次性将全部瘘管切除，创面为健康的正常组织，并呈内小外大状态。较浅表的创面可进行全层缝合，一周后拆线，多可一期愈合；较深的创面宜敞开。高位肛瘘作切除术时，宜分出外括约肌深部，需切断者应注意将其缝合重建。

(4)其他手术方法。

主灶切除对口引流法：适用于复杂性肛瘘，通过切除主要病灶并设置对口引流，以促进愈合。

瘘管切开缝合术：适用于部分低位肛瘘，切除瘘管后直接缝合，以减少术后换药次数和痛苦。

(二)抗生素的应用与疗程

抗生素治疗在肛瘘的治疗中主要起辅助控制感染的作用。通过抑制或杀死引起肛瘘的细菌，抗生素可以促进伤口愈合。对于存在感染迹象但无脓肿形成的患者，可作为辅助治疗手段。在肛瘘手术前后，合理使用抗生素也有助于预防感染和减轻术后炎症反应。

抗生素的疗程应根据患者的具体情况和医生的建议来确定。一般来说，对于急性感染发作期或有全身感染者，抗生素的疗程可能为5～7d。然而，长期使用抗生素易产生耐药性以及副作用，因此应避免不必要的长期用药。在肛瘘手术后的抗生素使用上，一般服用3~5d即可，具体用药时间和种类需根据医嘱调整。

(三)术后护理与换药技巧

1.术后护理

一是术后应保持肛门区域清洁干燥，避免污染和感染。每日至少两次温盐水或高锰酸钾溶液坐浴有助于改善局部血液循环，促进伤口愈合。

二是术后应合理饮食,避免辛辣、油腻等刺激性食物,多吃富含纤维素的食物以保持大便通畅,减少便秘或腹泻对肛门区域的刺激。

三是术后应充分休息,避免剧烈运动和重体力活动,以免影响伤口愈合。

2. 换药技巧

在换药前应先排便,然后使用1:5000的高锰酸钾溶液或温水清洗切口,保持伤口清洁。

换药时应使用无菌纱布轻轻擦干伤口周围的水分,避免摩擦伤口。然后用生理盐水或医用消毒液清洗伤口,保证彻底清洁。需特别注意不要让消毒液直接接触内伤口,以免刺激局部组织。

清洗消毒后,应在切口内填塞油纱条或凡士林纱条,以促进引流和防止切口粘连、假愈合。纱条应松紧适度,避免过紧影响血液循环。

换药时应仔细观察伤口有无红肿、渗出或异味等异常情况。如有异常,应及时就医处理。

术后应定期换药,具体换药次数和频率应根据伤口情况和医生建议来确定。一般来说,早期每次排便后都应进行换药,随着伤口愈合逐渐减少换药次数。

三、肛瘘的中医治疗

(一)中医对肛瘘的认识与辨证分型

1. 中医对肛瘘的认识

肛瘘在中医上称为肛漏病,是肛肠科常见的一种慢性疾病。中医认为肛瘘的形成与湿热下注、阴虚邪恋、气滞血瘀等因素有关,是肛痈溃后久不收口,湿热余毒未尽所致。肛瘘的病程较长,易反复发作,难以自愈,需要通过中医的辨证施治来调理和治疗。

2. 中医对肛瘘的辨证分型

肛瘘的中医辨证分型主要分为湿热下注型、正虚邪恋型和阴液亏损型。

(1)湿热下注型。

主要表现:肛周经常流脓液,脓液稠厚,局部灼热,舌红,苔黄腻,脉象弦滑。

病机:湿热下注,气血壅滞,肛门肿痛不适。

(2)正虚邪恋型。

主要表现:肛周流脓液,脓液质地稀薄,外口皮色暗淡,同时伴有神疲乏力等表现,舌质淡,苔薄,脉濡缓。

病机:正气不足,湿热余毒未尽,邪恋不去。

(3)阴液亏损型。

主要表现:肛周流脓液,伴有潮热盗汗、心烦、口干、舌红、少苔、脉细数。

病机:阴虚火旺,阴液亏损,湿热余毒内蕴。

(二)中药治疗肛瘘的方剂与外用药物

1.中药治疗肛瘘的方剂

中医治疗肛瘘注重整体调理,通过清热解毒、活血化瘀、托里透脓等中药方剂来调理身体,促进肛瘘的愈合。

(1)湿热下注型。常用方剂有二妙散、萆薢渗湿汤等,当中的药物,如黄柏、苍术、牛膝、薏苡仁等,具有清热解毒、利湿排脓的功效。

(2)正虚邪恋型。常用方剂有托里消毒散等,当中的药物,如人参、黄芪、当归、金银花等,具有补气养血、托里透脓的功效。

(3)阴液亏损型。常用方剂有青蒿鳖甲汤等,当中的药物,如青蒿、鳖甲、知母、生地黄等,具有养阴清热、解毒透脓的功效。

2.外用药物

外用药物在肛瘘的治疗中也占有重要地位,通过直接作用于患处,起到清热解毒、消肿止痛、生肌敛疮的作用。

常用的外用药物有生肌玉红膏、金黄膏等。使用时将药膏直接涂抹于患处,或用中药煎液进行坐浴,如苦参汤、黄柏汤等。

(三)针灸、拔罐等中医特色疗法在肛瘘治疗中的应用

1.针灸在肛瘘治疗中的应用

针灸是中医特色疗法之一,通过刺激特定穴位来调节气血运行,缓解

疼痛和促进恢复。根据病情的轻重和部位的位置,如曲池、三阴交、足三里等穴位,选择不同深浅和手法进行刺激。针灸可调节气血流通,缓解肛门周围肌肉紧张及疼痛。

2.拔罐在肛瘘治疗中的应用

拔罐通过在皮肤上产生负压,使局部出现充血或出血,以此来消散瘀血、通畅经络。

使用玻璃罐或竹罐,在无菌条件下吸附于肛瘘周围或相关经络的穴位,如膀胱经、肝经等,保持5~10min。拔罐可促进局部血液循环,辅助排出体内湿邪积聚。

3.其他中医特色疗法

(1)挂线疗法。挂线疗法是利用药物浸泡过的特殊线,逐渐穿过瘘管,使其逐步坏死、闭合。使用时先找到瘘口,然后将此药线从瘘口引入,每日或每隔日逐渐提出一段,使药物的效力持续作用在瘘管上,从而达到使瘘管慢性切割及新肉重新生长的目的。

(2)中药内服与外用结合。根据辨证分型,选用清热解毒、活血化瘀、托里透脓等中药方剂。并且将具有清热解毒、消肿止痛功效的中药材研磨成细粉后加适量醋调制成糊状,外敷于患处,或进行中药坐浴,如苦参汤、黄柏汤等。

四、中西医结合治疗肛瘘的优势

(一)提高治愈率

中西医结合治疗肛瘘可以显著提高治愈率。西医手术通过精准切除瘘管,清除感染源,为肛瘘的治愈提供基础;而中医调理则可以通过整体调理和局部治疗,促进伤口愈合,减少并发症,提高患者的免疫力和自愈能力。两者的结合可以形成优势互补,共同提高肛瘘的治愈率。

术前中医调理可以改善患者的体质和免疫力,为手术创造更好的条件;术后中医调理则可以促进伤口愈合,减少并发症,提高患者的康复速度。同时,中医中药还可以根据患者的体质和病情进行辨证施治,制订个性化的治疗方案,进一步提高治疗效果。

（二）减少复发率

肛瘘的复发率较高，是困扰医生和患者的难题之一。中西医结合治疗肛瘘可以显著降低复发率。西医手术通过精准切除瘘管，清除感染源，减少复发的基础；而中医调理则可以通过整体调理和局部治疗，提高患者的免疫力和自愈能力，从根本上减少复发的风险。

中医中药具有活血化瘀、消肿止痛、生肌敛疮等功效，可以促进肛瘘手术后伤口的愈合和恢复，同时增强局部组织的弹性和韧性，减少复发的可能性。此外，中医还可以通过调理患者的脏腑功能和气血运行，提高机体的免疫力和抗病能力，进一步降低复发的风险。

第二节 痔疮

一、内痔

（一）内痔的临床表现与诊断

1.内痔的症状与分期

内痔是位于肛管齿状线以上的直肠末端黏膜下血管丛扩张、曲张形成的柔软包块，其实质为曲张的静脉血管团。内痔是常见的肛肠疾病，其临床表现和分期如下。

(1)症状。

便血：内痔最常见的症状，表现为排便时出血，血液鲜红，不与粪便混合，可呈滴血或喷射状出血。

痔核脱出：随着病情的发展，内痔的痔核可能会脱出肛门外。初期可自行还纳，后期需用手辅助还纳，甚至无法还纳。

肛门不适感：包括肛门坠胀、异物感、瘙痒等。

疼痛：当痔核脱出嵌顿或血栓形成时，可引起剧烈疼痛。

(2)分期。内痔根据痔核脱出的情况，通常分为四度：

Ⅰ度：只在排便时出血，便后出血可自行停止，痔核不脱出于肛门外。

Ⅱ度：排便时痔核脱出于肛门外，便后可自行还纳，可伴出血。

Ⅲ度：排便或久站、咳嗽、劳累、负重时痔脱出肛门外，不能自行回纳，需用手辅助才可还纳，可伴出血。

Ⅳ度：痔核长期在肛门外无法还纳，或者还纳后立即再次脱出，可伴出血。

2. 内痔的诊断方法与鉴别诊断

（1）诊断方法。

肛门视诊：除一期内痔外，其他内痔多可在肛门视诊下见到。特别是对有脱垂的患者，最好在蹲位排便后立即观察，这时可以清楚地看到痔块大小、数目及部位的真实情况。

直肠指诊：虽然内痔在直肠指诊时不易被扪出，但这一步骤的主要目的是了解直肠内有无其他病变，特别是排除直肠癌及息肉。

肛门镜检查：先观察直肠黏膜有无充血、水肿、溃疡、肿块等，排除其他直肠疾患后，再观察齿线上部有无痔。若有，则可见内痔向肛门镜内突出，呈暗红色结节。此时应注意其数目、大小和部位。

（2）鉴别诊断。

直肠癌：临床上常将直肠癌误诊为痔而延误治疗。直肠癌在直肠指检时可以触及高低不平的硬块，而痔为暗红色圆形柔软的血管团。

直肠息肉：低位带蒂的直肠息肉脱出肛门外时，易被误诊为痔的脱出。但息肉通常为圆形、实质性，有的可活动，多见于儿童。

直肠脱垂：直肠脱垂易被误诊为环状痔。但直肠脱垂的黏膜呈环形，表面光滑，括约肌松弛；而环状痔的黏膜则呈梅花瓣状，括约肌不松弛。

（二）内痔的西医治疗

1. 药物治疗

药物治疗是内痔治疗的重要手段之一，主要用于缓解症状和减轻病情。

（1）止血药。对于内痔引起的便血，可以使用止血药进行治疗。常用的止血药包括云南白药、止血敏等。这些药物可以通过收缩血管、促进血小板聚集等方式，达到止血的目的。

（2）消炎药。内痔患者常伴有局部炎症反应，使用消炎药可以减轻炎症反应，缓解症状。常用的消炎药包括头孢类抗生素、甲硝唑等。但需要注意的是，消炎药应在医生指导下使用，避免滥用和不当使用。

(3)其他药物。除了止血药和消炎药外，还可以使用一些其他药物来缓解症状。如润肠通便药物可以帮助患者保持大便通畅，减少排便时对痔核的刺激；局部使用软膏或栓剂可以缓解肛门不适感、瘙痒等症状。

2. 手术治疗

手术治疗是内痔治疗的重要手段之一，主要用于治疗症状严重、药物治疗无效的内痔。

(1)痔核切除术。痔核切除术是通过手术直接切除痔核，达到治疗内痔的目的。该手术适用于Ⅲ度、Ⅳ度内痔以及伴有严重出血、脱垂等症状的内痔。手术方法包括开放式痔核切除术和闭合式痔核切除术等。

(2)PPH术。PPH术是一种微创手术，通过吻合器环形切除直肠黏膜下组织，使脱垂的痔核上提并固定，达到治疗内痔的目的。该手术具有创伤小、恢复快、疼痛轻等优点，适用于Ⅲ度、Ⅳ度内痔以及伴有严重脱垂等症状的内痔。

(3)其他手术方法。除了痔核切除术和PPH术外，还有其他一些手术方法可以用于内痔的治疗，如痔动脉结扎术、红外线凝固疗法等。这些方法各有优缺点，应根据患者的具体情况选择合适的手术方法。

(三)内痔的中医治疗

1. 中医对内痔的辨证施治

中医认为内痔的发生与风、湿、瘀及气虚有关，辨证施治是中医治疗内痔的基本原则。

(1)辨证分型。风伤肠络型：表现为便血鲜红、肛门瘙痒、口干咽燥等。治疗宜清热凉血、祛风润燥。

湿热下注型：表现为便血鲜红、肛门灼热、小便短赤等。治疗宜清热利湿、止血。

气滞血瘀型：表现为痔核脱出、肛门肿胀疼痛、舌质紫暗等。治疗宜清热利湿、活血化瘀。

脾虚气陷型：表现为痔核脱出、肛门坠胀、便血色淡等。治疗宜健脾益气、摄血。

(2)治疗方法。根据辨证分型，中医可以采用中药内服、外用、针灸、拔罐等多种治疗方法进行治疗。具体治疗方法应根据患者的具体情况进行选择。

2. 中药治疗内痔的方剂与栓剂

中药治疗内痔具有悠久的历史和显著的效果。常用的中药方剂和栓剂如下所述。

(1)方剂。

凉血地黄汤:用于风伤肠络型内痔,具有清热凉血、祛风润燥的功效。

脏连丸:用于湿热下注型内痔,具有清热利湿、止血的功效。

止痛如神汤:用于气滞血瘀型内痔,具有清热利湿、活血化瘀的功效。

补中益气汤:用于脾虚气陷型内痔,具有健脾益气、摄血的功效。

(2)栓剂。

马应龙痔疮栓:具有清热解毒、活血化瘀、消肿止痛的功效,适用于各期内痔。

普济痔疮栓:具有清热解毒、凉血止血的功效,适用于各期内痔。

复方角菜酸酯栓:具有保护直肠黏膜、减轻炎症和水肿的功效,适用于内痔引起的肛门不适感、瘙痒等症状。

3. 艾灸、坐浴等中医特色疗法在内痔治疗中的作用

艾灸疗法通过燃烧艾绒产生的温热刺激作用于特定穴位,达到温经散寒、活血化瘀、消肿止痛的功效。对于Ⅰ度、Ⅱ度内痔以及伴有轻度出血、肛门不适感等症状的内痔患者,艾灸疗法具有一定的治疗效果。

坐浴疗法是通过将中药煎液倒入盆中,让患者坐于盆中,利用药液的温热刺激和药效作用,达到清热解毒、活血化瘀、消肿止痛的功效。常用的坐浴方剂包括苦参汤、黄柏汤等。坐浴疗法适用于各期内痔患者,尤其是伴有肛门不适感、瘙痒等症状的患者。

除了艾灸和坐浴疗法外,中医还有一些其他特色疗法可以用于内痔的治疗。如针灸疗法可以通过刺激特定穴位调节气血运行和脏腑功能;拔罐疗法可以通过产生负压促进局部血液循环和淋巴回流等。这些疗法各有优缺点,应根据患者的具体情况进行选择。

二、外痔

（一）外痔的类型与症状

1.外痔的分类与临床表现

外痔是指发生于肛管齿线之下的痔，多由肛缘皮肤感染、痔外静脉丛破裂出血、反复感染、结缔组织增生或痔外静脉丛扩大曲张而成。外痔根据其病理特点和临床表现，通常分为以下几类：

（1）血栓性外痔。血栓性外痔多数是由于用力排便等剧烈活动，大便干结，使肛门缘静脉破裂，血液外渗形成的皮下血肿。其表现为肛门缘皮下突起的椭圆形肿块，肿块色鲜红、稍硬，可微移动，伴有剧痛，排便时疼痛加重。

（2）静脉曲张性外痔。肛门缘隆起的成椭圆形的肿块，触之柔软，多由痔外静脉丛扩大曲张而成。其表现为肛缘皮肤较松弛，在便后或用力、下蹲等导致腹压增加时，痔外静脉丛扩张，可在齿线以下形成隆起性包块，质地柔软、无压痛，皮下可见扩张的血管团。

（3）炎性外痔。炎性外痔多是由于肛门皱襞发生炎性水肿，多数因肛门摩擦受损、细菌感染而发病。其表现为肛门缘的炎性包块，局部有疼痛、肿胀、发热、发红等症状。

（4）结缔组织外痔。结缔组织外痔是因为肛门缘皮肤皱襞变大、结缔组织增生形成的皮赘。平时无任何症状，只有排便后不易擦净，肛门有潮湿、瘙痒及异物感。

2.外痔与内痔的区别

（1）发生部位不同。外痔主要发生在肛门周围部位，而内痔通常发生在肛门内部的位置。

（2）症状不同。外痔可能出现肛门异物感、肛门疼痛等症状；内痔通常出现痔核脱出、局部红肿、便血等症状。

（3）严重程度不同。外痔通常症状比较轻微，而内痔的症状一般比较严重。

（4）分型不同。外痔通常分为炎症性的外痔以及静脉曲张型等，根据病情的严重程度可以分为4期；内痔根据症状不同，通常分为4期，1期、2期症状一般不明显，3期、4期可能伴随出血以及疼痛的症状。

(5)治疗方法不同。外痔一般可以通过外用药膏或者服用药物的方式治疗,必要时可以选择手术切除;内痔一般通过服用药物的方式治疗,必要时也可以通过手术切除。

(二)外痔的西医治疗

1.药物治疗

(1)外用药膏。外痔患者可以选择具有消炎、止痛、止血等功效的外用药膏进行治疗。常用的药膏包括马应龙麝香痔疮膏、肛泰软膏、复方角菜酸酯乳膏等。这些药物可以直接作用于患处,减轻炎症反应,缓解疼痛和肿胀等症状。

(2)止痛药。对于疼痛严重的外痔患者,可以使用止痛药来缓解疼痛。常用的止痛药包括去痛片、加马多、社冷丁等。但需要注意的是,止痛药应在医生指导下使用,避免滥用和不当使用。

2.手术治疗

(1)外痔切除术。外痔切除术是通过手术直接切除外痔,达到治疗的目的。该手术适用于症状严重、药物治疗无效的外痔患者。手术时需要注意保护肛门括约肌和肛管皮肤,避免术后出现肛门狭窄等并发症。

(2)血栓性外痔剥离术。血栓性外痔剥离术是针对血栓性外痔的一种特殊手术方法。该手术通过切开血栓性外痔的表面皮肤,取出血栓块,然后缝合伤口。手术创伤小、恢复快,适用于血栓性外痔患者。

(三)外痔的中医治疗

1.中医对外痔的辨证论治

中医认为外痔的发生与湿热下注、气滞血瘀、脾虚气陷等因素有关。辨证施治是中医治疗外痔的基本原则。根据不同的病因和临床表现,中医将外痔分为不同的证型,并采取相应的治疗方法。

湿热下注型表现为肛门坠胀、疼痛、潮湿、瘙痒等,宜清热利湿、活血化瘀。常用方剂,如苦参汤、黄柏汤等。

气滞血瘀型表现为肛门疼痛剧烈、痔核脱出、局部红肿等,宜活血化瘀、消肿止痛。常用方剂,如止痛如神汤、血府逐瘀汤等。

脾虚气陷型表现为肛门坠胀、痔核脱出、便后不易擦净等,宜健脾益气、升提固脱。常用方剂,如补中益气汤、升陷汤等。

2. 中药治疗外痔的外用药物与熏洗方

中药外用药物是治疗外痔的重要手段之一。常用的外用药物包括具有清热解毒、消肿止痛功效的中药材煎煮后的药液。如使用乌药、海螵蛸等具有活血止痛、收敛止痛功效的中药煎汤后，先熏后洗，或者用毛巾蘸取药液趁热湿敷患处。此外，还可以使用具有消肿痛、收敛止血、祛腐生肌功效的药物外敷于患处。

熏洗方是中医治疗外痔的常用方法。通过煎煮具有清热解毒、活血化瘀等功效的中药材，制成药液后进行局部熏洗。常用的熏洗方，如苦参汤、黄柏汤等。熏洗方可以促进局部血液循环，减轻炎症反应，缓解疼痛和肿胀等症状。

3. 中医特色疗法在外痔治疗中的应用实例

针灸疗法通过刺激特定穴位来调节体内气血平衡，进而达到治疗外痔的目的。常用的穴位，如长强穴、承山穴等。针灸疗法可以单独使用，也可以与其他中医治疗方法结合使用。

穴位贴敷疗法是将调配好的药膏贴于特定穴位上，通过药物刺激穴位来达到治疗外痔的目的。常用的穴位，如长强穴、承山穴等。穴位贴敷疗法操作简便、疗效确切，适用于各型外痔患者。

中药灌肠疗法是将具有清热解毒、活血化瘀等功效的中药材煎煮后制成药液，通过肛门灌入直肠内进行治疗。该疗法可以促进局部血液循环，减轻炎症反应，缓解疼痛和肿胀等症状。适用于症状严重、药物治疗无效的外痔患者。

三、混合痔

（一）混合痔的定义与特点

1. 混合痔的定义与特点

混合痔，也称为里外痔，是指内痔和外痔在同一部位相互融合形成的一种痔疮类型。内痔通常位于齿状线以上，由黏膜覆盖，主要症状为无痛性便血，血色鲜红，可在排便时滴血或喷射状出血。外痔则位于齿状线以下，由皮肤覆盖，常见症状为肛门不适、疼痛，如有血栓形成或炎症，疼痛会加剧。当内痔和外痔融合后，症状可能会加重，如痔核脱出后难以回纳，导致嵌顿、水肿、感染甚至坏死。

混合痔是直肠上下静脉丛共同曲张的静脉团块，痔内、外静脉丛曲张、扩大，相互沟通吻合，括约肌间沟消失，使内痔部分和外痔部分形成一整体。混合痔的发生与长期久坐、便秘、妊娠、饮食辛辣等因素有关，这些因素都可能导致肛门直肠静脉丛血液回流障碍。

2.混合痔的临床表现与诊断要点

混合痔的临床表现较为复杂，包括便血、疼痛、脱出、瘙痒、黏液分泌等。便血是内痔的主要症状，而外痔主要表现为肛门疼痛和不适。当内痔和外痔融合后，症状可能会进一步加重，如痔核脱出、嵌顿、水肿、感染等。

诊断混合痔主要依据患者的症状和体征，同时结合肛门指诊、肛门镜检查等辅助检查手段。通过肛门指诊，医生可以触及痔核的大小、形状和位置；而肛门镜检查则可以更直观地观察到痔核的形态和病变程度。

（二）混合痔的西医治疗

1.药物治疗的局限性

药物治疗是混合痔治疗的常用方法之一，但具有一定的局限性。内服药物主要包括清热泻火、润肠通便的药物，以及消炎止疼药物和抗生素。这些药物可以缓解混合痔的症状，如便血、疼痛和瘙痒等，但并不能根治混合痔。

外敷药物通常选用对痔黏膜有保护作用、减轻局部炎症的药物，如痔疮膏等。这些药物可以均匀涂抹于痔核表面，起到消肿止痛的效果。然而，对于症状较重的混合痔患者，药物治疗往往效果不佳，需要采用手术治疗。

2.手术治疗的方法与选择原则

手术治疗是混合痔治疗的重要手段之一。根据混合痔的严重程度和患者的具体情况，可以选择不同的手术方法。

传统的手术治疗方法包括外剥内扎术、内痔结扎术等。这些方法通过切除或结扎痔核来达到治疗的目的，但手术创面较大，术后恢复较慢，且可能存在一定的痛苦。

随着医学技术的发展，微创手术在混合痔治疗中得到了广泛应用。微创手术方法包括弹力线套扎术、内痔硬化剂注射治疗、选择性痔上黏膜环切术(PPH)等。这些方法具有手术创面小、恢复快、痛苦小等优点，逐渐成为混合痔治疗的首选方法。

在选择手术治疗方法时，需要综合考虑患者的年龄、身体状况、混合痔的严重程度和病变范围等因素。对于症状较轻、病变范围较小的混合痔患者，可以考虑采用微创手术方法；而对于症状较重、病变范围较大的患者，则需要采用更为复杂的手术方法。

(三)混合痔的中医治疗

1. 中医对混合痔的辨证施治思路

中医认为混合痔的发生与湿热下注、气滞血瘀、脾虚气陷等证型有关。因此，在治疗混合痔时，中医注重辨证施治，根据不同的证型采用不同的治疗方法和方剂。

对于湿热下注证型的混合痔患者，治疗应以清热利湿为主；对于气滞血瘀证型的混合痔患者，治疗应以活血化瘀为主；对于脾虚气陷证型的混合痔患者，治疗应以健脾益气为主。

2. 中药治疗混合痔的方剂与综合疗法

中药治疗混合痔的方剂多种多样，主要包括内服方剂和外洗方剂。

内服方剂，如四妙丸加减、活血散瘀汤加减、补中益气汤加减等，分别适用于湿热下注证、气滞血瘀证和脾虚气陷证的混合痔患者。这些方剂通过调节患者的体内环境，达到治疗混合痔的目的。

外洗方剂，如祛毒汤、苦参汤等，具有消肿止痛、清热解毒的作用。患者可以将煎好的药液放入盆中，先熏后洗，每日数次。这种方法可以直接作用于患处，缓解混合痔的症状。

综合疗法是指将内服方剂、外洗方剂、针灸等多种治疗方法结合起来，共同作用于混合痔患者。这种方法可以发挥各种治疗方法的优势，提高治疗效果。

3. 中医特色疗法在混合痔治疗中的独特优势

中医特色疗法在混合痔治疗中具有独特的优势。首先，中医治疗注重整体调理，通过调节患者的体内环境来达到治疗混合痔的目的。这种方法不仅可以缓解混合痔的症状，还可以改善患者的身体状况，提高生活质量。

其次，中医治疗方法多样，可以根据患者的具体情况制订个性化的治疗方案。不同的患者可以采用不同的方剂和治疗方法，确保治疗的有效性和安全性。

再次，中医治疗方法副作用小，对患者身体的损伤较小。与西医手术治疗相比，中医治疗方法更注重患者的体验和舒适度，可以减少患者的痛苦和恢复时间。

最后，需要注意的是，中医治疗混合痔并不能完全根治疾病。对于症状较重、病变范围较大的混合痔患者，仍然需要采用手术治疗。因此，在治疗混合痔时，需要根据患者的具体情况选择合适的治疗方法。

第三节 肛裂

一、肛裂的病因与病理

（一）肛裂的发病原因与危险因素

肛裂是肛肠科常见的一种疾病，其发病原因复杂多样，涉及多种生理、解剖、病理及生活习惯等因素。

1. 解剖学因素

（1）肛管结构特点。肛门外括约肌浅部在肛门后方形成肛尾韧带，此韧带较坚硬且伸缩性差，使得肛门后部相对薄弱，容易受到损伤。同时，肛提肌大部分附着于肛管两侧，导致肛管前部和后部不如两侧坚强，进一步增加了损伤的风险。

（2）肛管直肠角。肛管和直肠之间形成的直角连接，使得排便时肛管后部承受的压力最大，这也是肛裂好发于该部位的重要原因。

2. 排便异常

（1）便秘。长期便秘导致粪便干硬，排便时用力过猛，容易撕裂肛管皮肤。便秘不仅是肛裂的主要原因之一，还可能因患者惧怕排便而加重肛裂。据统计，便秘致肛裂的比例可达14%～24%。

（2）腹泻。频繁排便和肠内容物的刺激可引起肛门区域的皮肤损伤,反复损伤可形成慢性感染性溃疡。

3.不良的排便习惯

长时间保持蹲姿会增加肛门周围的压力,导致肛管皮肤受损。过度用力排便会加剧肛管皮肤的撕裂。长时间的排便过程同样会增加肛门损伤的风险。

4.肛门受伤或感染

外伤,如外物损伤、手术后感染等,都可能成为肛裂的诱因。齿状线附近的慢性炎症,如肛窦炎,可能向下蔓延而致皮下脓肿,破溃后成为慢性溃疡。

5.饮食不当

饮食中纤维素不足会导致便秘,增加肛裂的风险。水分摄入不足同样会加剧便秘症状。过多食用辛辣食物可能刺激肛门区域,诱发肛裂。

6.其他疾病因素

肠道疾病如克罗恩病、溃疡性结肠炎和直肠癌等,也可能导致肛裂的发生。先天畸形或手术所致肛管狭窄的患者在干结粪便通过时更易受损而发生肛裂。

7.内括约肌痉挛

肛裂患者常有内括约肌过度收缩现象,这种痉挛状态不仅加重肛裂症状,还影响裂口的愈合。

(二)肛裂的病理改变与分类

肛裂的病理改变主要包括裂口的形成、溃疡的演变以及并发症的出现。根据病程和病理特点,肛裂可以分为不同的类型。

1.病理改变

(1)新鲜裂口。急性肛裂时,裂口新鲜、色红、底浅、整齐,无瘢痕形成。此时,裂口周围的血液循环尚好,愈合能力较强。

(2)慢性溃疡。慢性肛裂时,裂口反复发作,底深不整齐,形成慢性感染性溃疡。溃疡边缘可能增厚、质硬,肛管弹性减弱。

(3)并发症。晚期肛裂可并发肛周脓肿及皮下肛瘘。肛裂创面的分泌物可能刺激肛缘皮肤,引起肛门湿疹和瘙痒。

2.分类

(1)根据发病缓急分类。

急性肛裂:裂口新鲜,未形成慢性溃疡,疼痛较轻。

慢性肛裂:裂口陈旧,形成溃疡,合并有创口硬结、肛乳头肥大、裂痔等,疼痛严重。

(2)根据病程分类。

早期肛裂:裂口新鲜,尚未形成慢性溃疡,疼痛较轻。

陈旧性肛裂:裂口已呈棱形溃疡,同时有前哨痔、肛隐窝炎或肛乳头肥大,并有周期性疼痛。

(3)根据创面情况分类。

Ⅰ期肛裂:即新鲜肛裂或早期肛裂,肛管皮肤表浅损伤,创口周围组织基本正常。

Ⅱ期肛裂:肛管已形成溃疡性裂口,但尚无合并症,无肛乳头肥大、前哨痔及皮下瘘。

Ⅲ期肛裂:裂口呈陈旧性溃疡,合并肛乳头肥大、前哨痔。

Ⅳ期肛裂:裂口呈陈旧性溃疡,合并肛乳头肥大、前哨痔、皮下瘘和肛隐窝炎。

肛裂的分类有助于医生更准确地评估病情,制订合适的治疗方案。在治疗肛裂时,应根据患者的具体情况,综合考虑病因、病理改变及分类,采取针对性的治疗措施,以促进裂口的愈合,减轻患者的痛苦。同时,加强预防措施,如调整饮食结构、保持良好的排便习惯、保持肛门清洁等,也是预防肛裂发生和复发的重要手段。

二、肛裂的西医治疗

(一)药物治疗

药物治疗是肛裂治疗的初步选择,尤其适用于早期、症状较轻的肛裂患者。药物治疗的主要目的是缓解疼痛、促进排便和加速伤口愈合。

1.止痛药的应用

肛裂患者常因排便时肛门疼痛而畏惧排便,这可能导致便秘加重,形成恶性循环。因此,止痛药的应用在肛裂治疗中至关重要。常用的止痛药包括口服和外用两种形式。

对于疼痛较为严重的患者，可以口服非甾体抗炎药（如布洛芬、吲哚美辛等）或阿片类药物（如强痛定、度冷丁等）来缓解疼痛。但需注意，阿片类药物有成瘾性，应严格控制使用剂量和频次。

外用止痛药如利多卡因凝胶、复方角菜酸酯乳膏等，可以直接作用于肛门裂口处，起到局部麻醉和缓解疼痛的作用。这些药物通常在使用前需要清洁肛门，并在排便后重新涂抹。

2.通便药的应用

便秘是肛裂的主要诱因之一，因此，保持大便通畅是治疗肛裂的关键。通便药的应用可以帮助患者软化粪便，减少排便时的阻力，从而减轻肛门疼痛并促进伤口愈合。

常用的口服通便药包括渗透性泻药（如乳果糖、聚乙二醇4000散等）、刺激性泻药（如番泻叶、芦荟胶囊等）和容积性泻药（如车前草籽壳、果蔬纤维等）。这些药物的作用机制各不相同，但都能有效促进肠道蠕动，增加粪便体积，软化粪便，从而帮助患者顺利排便。

外用通便药，如开塞露等，可以通过刺激肠道壁，增加肠道蠕动，促进排便。但这类药物通常只能起到临时缓解作用，不能长期使用。

（二）手术治疗

对于药物治疗无效或症状较重的肛裂患者，手术治疗是必要的选择。手术治疗的主要目的是切除肛裂病灶，恢复肛门功能，减轻疼痛并预防并发症的发生。

1.肛裂切除术

肛裂切除术是治疗肛裂最常用的手术方法之一。该手术通过切除肛裂及其周围的瘢痕组织，恢复肛门的正常结构和功能。

（1）手术步骤。患者取俯卧位或侧卧位，常规消毒铺巾后，进行局部麻醉或骶管麻醉。在肛门后正中位或前正中位做放射状切口，切除肛裂及其周围的瘢痕组织。切除后，用可吸收线缝合伤口，或用凡士林纱布填塞伤口，以促进伤口愈合。

（2）术后护理。术后患者需保持肛门清洁，每日用高锰酸钾溶液或生理盐水坐浴。同时，需要口服抗生素预防感染，并服用通便药保持大便通畅。术后7～10d拆线，伤口完全愈合通常需要2～4周。

2. 括约肌切断术

括约肌切断术主要用于治疗因肛门内括约肌痉挛引起的肛裂。该手术通过切断部分内括约肌，降低肛管压力，改善局部血液循环，从而促进肛裂的愈合。

(1)手术步骤。患者取俯卧位或侧卧位，常规消毒铺巾后，进行局部麻醉或骶管麻醉。在肛门后正中位做放射状切口，暴露内括约肌。用剪刀或电刀切断部分内括约肌，注意保护直肠黏膜。切断后，用可吸收线缝合伤口或用凡士林纱布填塞伤口。

(2)术后护理。术后护理与肛裂切除术相似，需要保持肛门清洁，每日坐浴，口服抗生素预防感染，并服用通便药保持大便通畅。术后恢复时间因个体差异而异，但通常不超过4周。

此外，在康复过程中，饮食调整、运动训练等综合治疗措施的制定，也需要充分考虑肛肠生理的特点和需求。通过科学合理的康复计划，可以帮助患者恢复正常的排便功能，提高生活质量。

三、肛裂的中医治疗

(一)中医对肛裂的认识与辨证分型

中医将肛裂归属于“脉痔”“钩肠痔”等范畴，认为其发病与饮食不节、久坐久蹲、气血运行不畅等因素有关。

1. 病因病机

中医认为，肛裂的形成多因饮食辛辣厚味，导致湿热内生，下注大肠，或久坐久蹲，气血运行不畅，加之便秘努责，损伤肛管皮肤所致。此外，情志不畅、劳倦过度等因素亦可影响气血运行，加剧病情。

2. 辨证分型

中医根据肛裂患者的症状、体征及舌脉表现，将其分为不同的证型，以便进行针对性的治疗。常见的证型包括湿热下注型、气滞血瘀型、阴虚肠燥型等。

(1)湿热下注型。患者肛门疼痛剧烈，便后加重，伴有肛门灼热感，大便不爽，小便黄赤，舌红，苔黄腻，脉滑数。

(2)气滞血瘀型。患者肛门疼痛持续，便后加重，伴有肛门坠胀感，大便秘结或不畅，舌暗红或有瘀斑，脉弦涩。

（3）阴虚肠燥型。患者肛门疼痛隐隐，便后减轻，伴有大便干燥、排便困难、口干舌燥，舌红，少苔，脉细数。

（二）中药治疗肛裂的方剂与外用药物

中药治疗肛裂主要通过内服方剂和外用药物两种方式，以达到清热利湿、活血化瘀、养阴润燥等目的。

1.内服方剂

（1）龙胆泻肝汤。适用于湿热下注型肛裂，具有清热利湿、疏肝理气的功效。方剂组成包括龙胆草、黄芩、栀子、泽泻、木通等。

（2）血府逐瘀汤。适用于气滞血瘀型肛裂，具有活血化瘀、行气止痛的功效。方剂组成包括桃仁、红花、赤芍、川芎、柴胡等。

（3）润肠汤。适用于阴虚肠燥型肛裂，具有养阴清热、润肠通便的功效。方剂组成包括生地、玄参、麦冬、火麻仁、郁李仁等。

2.外用药物

（1）中药熏洗坐浴。通过中药的温热刺激和药物渗透作用，促进局部血液循环，减轻炎症和水肿，缓解疼痛。常用的中药包括五倍子、蒲公英、苦参、芒硝、黄柏等，这些药物具有清热解毒、消肿止痛的功效。

（2）中药膏剂。如生肌玉红膏、四黄膏等，可直接涂抹于肛裂处，促进伤口愈合。这些膏剂多含有活血化瘀、生肌止痛的中药成分。

（3）中成药。如马应龙麝香痔疮膏、肤痔清软膏等，具有清除肿胀、止痒、止痛以及缩小痔核的作用，适用于治疗肛裂引起的疼痛、瘙痒等症状。

第四节 肛门直肠周围脓肿

一、肛门直肠周围脓肿的概述

(一)肛门直肠周围脓肿的定义与分类

1.定义

肛门直肠周围脓肿,也被称为肛周脓肿,是指发生在肛门、直肠周围软组织或其周围间隙的急性化脓性感染,并最终形成脓肿。这一疾病是直肠肛管周围炎症的急性期表现,如果处理不当,可能导致肛瘘的形成,即慢性期表现。

2.分类

(1)按感染来源分类。

腺源性脓肿:绝大多数肛周脓肿都是由肛腺感染引起的。肛腺开口于肛窦,因肛窦为口袋状开口向上的结构,粪渣和分泌液易在此处堆积,发生感染,进而蔓延至直肠肛管周围间隙的疏松脂肪结缔组织内,形成各种脓肿。

非腺源性脓肿:由肛周皮肤感染、损伤、内痔、药物注射等其他因素引起的肛周脓肿,相对较为少见。

(2)按发病部位分类。

肛周脓肿:位于肛周皮下间隙,是最常见的肛周脓肿类型。病变处有明显的红肿、硬结、疼痛等症状,脓肿范围较局限,全身症状不明显。

坐骨肛管间隙脓肿:较为常见,多由肛腺感染穿过外括约肌扩散至坐骨肛管间隙,或肛周脓肿向深部扩散形成。由于坐骨肛管间隙较大,脓肿症状较重,除局部红肿、疼痛外,还可有明显的头痛、发热、乏力等全身症状。

骨盆直肠间隙脓肿:较为少见,但症状严重。多由上述两种脓肿向上突破肛提肌进入骨盆直肠间隙形成,也可与直肠炎、直肠外伤等直肠病变有关。这类脓肿早期即可引起严重的全身症状,如高热、寒战等,局部症状不明显,可仅有直肠坠胀、排便不尽感等不适。

其他脓肿:脓肿向深部扩散,还可形成肛管括约肌间脓肿、直肠后间隙脓肿、高位直肠肌间脓肿等其他脓肿,但由于位置较深,一般较为少见。

(3)按病程及表现分类。

低位脓肿:包括肛周皮下脓肿、坐骨直肠间隙脓肿、低位马蹄形脓肿等,症状较为明显,患者常能感觉到肛门部的疼痛,并可能伴有红肿、发热等症状。

高位脓肿:包括骨盆直肠间隙脓肿、直肠后间隙脓肿和高位马蹄形脓肿等,由于位置较深,局部症状大多不明显,主要表现为会阴、直肠部坠胀感,排便时疼痛加重,患者可伴有不同程度的全身感染症状。

(4)按是否形成肛瘘分类。

瘘管性脓肿:经肛窦、肛腺感染而致,最后遗留肛瘘者。

非瘘管性脓肿:凡与肛窦、肛腺无关,最终不残留肛瘘者,均属非瘘管性脓肿。

(二)肛门直肠周围脓肿的发病原因

1.感染

肛门直肠周围感染是引起脓肿的主要原因。感染通常由肛门腺体感染引起,也可由其他部位的感染扩散至肛门直肠周围组织引起。肛腺开口于肛窦,因肛窦的特殊结构,易发生感染,进而蔓延至直肠肛管周围间隙的疏松脂肪结缔组织内,形成脓肿。

特异性感染,如结核性脓肿,虽然临床较为少见,但也需要引起注意。

2.损伤

肛门直肠周围组织损伤,如手术、外伤等,可导致感染和脓肿的形成。这些损伤可能破坏局部组织的完整性,使细菌有机会侵入并引发感染。

3.免疫系统疾病

某些免疫系统疾病,如溃疡性结肠炎、克罗恩病等,可能导致肛门直肠周围脓肿的发生。这些疾病可能导致肠道黏膜受损,增加细菌侵入的风险。

4.其他疾病

某些肛门直肠疾病，如肛瘘、痔疮等，可能继发感染，导致脓肿的形成。这些疾病本身可能导致局部组织受损，为细菌提供侵入的机会。

5.医源性因素

临床上也可见到因操作不当或药剂不洁感染而形成的黏膜下脓肿。例如，直肠周围注射化学药物刺激，引起组织坏死，造成直肠周围脓肿；乙状结肠镜检查时，造成腹膜穿孔感染，引起直肠后间隙脓肿等。

6.全身性疾病

某些全身性疾病，如糖尿病、白血病、再生障碍性贫血等，可使身体抗感染能力下降。此时如病原菌随血液运行至肛周，则易导致脓肿。

7.生活习惯及饮食

不良的生活习惯，如不注意肛门清洁、长时间的大便干燥或便秘等情况，以及饮食不当，都可能增加肛门直肠周围脓肿的发病风险。

8.年龄与性别

本病发病年龄多见于20~40岁的男性，男性发病率是女性的3~4倍。这可能与男性在生理结构、生活习惯等方面的差异有关。

二、肛门直肠周围脓肿的西医治疗

（一）药物治疗

在肛门直肠周围脓肿的西医治疗中，药物治疗尤其是抗生素的应用占据着重要的地位。抗生素的使用旨在控制感染、减轻症状，并为后续的手术治疗创造有利条件。

1.抗生素的选择

（1）经验性用药。在脓肿初期，细菌培养结果尚未出来之前，医生通常会根据临床经验选择广谱抗生素进行初步治疗。常用的广谱抗生素包括青霉素类、头孢菌素类、喹诺酮类等，这些药物对大多数革兰氏阳性和阴性细菌均有一定的抗菌作用。

（2）针对性用药。一旦细菌培养结果出来，医生会根据药敏试验结果选择敏感的抗生素进行治疗。这样可以更有效地杀灭细菌，减少耐药性的产生。

2.抗生素的给药方式

（1）口服给药。对于症状较轻、全身反应不明显的患者，可以口服抗生素进行治疗。口服抗生素具有方便、经济、易于接受等优点。

（2）静脉给药。对于症状较重、全身反应明显的患者，或者需要迅速控制感染的情况，医生通常会选择静脉给药。静脉给药可以迅速达到有效的血药浓度，更好地控制感染。

3.抗生素的疗程

（1）初期治疗。在脓肿切开引流前，抗生素的疗程通常需要持续数天，以控制感染、减轻症状。具体疗程的长短取决于患者的病情严重程度、细菌的种类和药敏试验结果等因素。

（2）术后治疗。脓肿切开引流后，抗生素的疗程仍需继续，以巩固治疗效果、预防术后感染。术后抗生素的使用时间通常需要根据患者的恢复情况、伤口的愈合情况等因素来决定。一般来说，术后抗生素的使用时间会比初期治疗时短一些。

（3）总疗程。整个抗生素的疗程通常需要持续数周至数月不等。具体疗程的长短取决于患者的具体情况和医生的建议。在治疗过程中，患者需要定期复查血常规、C-反应蛋白等指标，以评估治疗效果和调整治疗方案。

4.注意事项

一是，避免滥用抗生素。抗生素的滥用容易导致细菌耐药性的产生，因此在治疗过程中需要严格掌握抗生素的使用指征和疗程。

二是，观察药物反应。在使用抗生素过程中，患者需要密切观察药物反应，如出现过敏反应、肝肾功能损害等不良反应时，应及时停药并就医。

三是，抗生素治疗通常需要与其他治疗措施相结合，如脓肿切开引流、局部理疗等，以达到更好的治疗效果。

（二）手术治疗

脓肿切开引流术是治疗肛门直肠周围脓肿的主要手段之一。通过手术切开脓肿并引流脓液，可以迅速减轻症状、控制感染，并为后续的伤口愈合创造条件。

1.手术适应证

肛门直肠周围脓肿形成后,无论大小均应尽早切开引流。

脓肿症状明显,如疼痛、红肿、发热等,且保守治疗无效或效果不佳。

脓肿位置较深或范围较广,需要手术探查和引流。

2.手术方法

(1)局部麻醉或腰麻。根据脓肿的位置和大小选择合适的麻醉方式。局部麻醉适用于位置较浅、范围较小的脓肿;腰麻适用于位置较深、范围较大的脓肿。

(2)切口选择。切口应选择在脓肿波动最明显或最膨隆处,且应避开重要血管和神经。切口的大小和形状应根据脓肿的大小和形状来决定。

(3)引流脓液。切开脓肿后,用手指或吸引器探入脓腔,将脓液彻底引流干净。同时,应注意检查脓腔壁是否有坏死组织或异物,如有则应一并清除。

(4)放置引流条。在脓腔内放置引流条(如凡士林纱布条)以持续引流脓液。引流条应根据脓液的量和性质定期更换。

3.术后处理

术后应保持伤口清洁、干燥,定期更换敷料和引流条。同时,应注意观察伤口的愈合情况,如有红肿、渗液等异常情况应及时就医。

术后应继续使用抗生素进行抗感染治疗,以巩固手术效果、预防术后感染。抗生素的选择和疗程应根据患者的具体情况和医生的建议来决定。

术后患者应保持清淡饮食,避免辛辣刺激性食物和饮酒等刺激性因素。同时,应保持大便通畅,避免便秘或腹泻等情况对伤口的愈合产生不良影响。

术后患者应定期复查血常规、C-反应蛋白等指标以评估治疗效果和调整治疗方案。同时,应注意观察伤口的愈合情况和全身症状的改善情况。

4. 注意事项

一是避免损伤重要结构。在手术过程中应仔细操作，避免损伤肛门括约肌、直肠等重要结构，以免对患者造成不必要的损伤和并发症。

二是手术时应确保脓液得到充分引流，避免残留脓液导致感染复发或形成肛瘘等并发症。

三是术后应密切观察患者的病情变化和处理可能出现的并发症，如出血、感染、伤口不愈合等。如有异常情况应及时就医并采取相应的治疗措施。

三、肛门直肠周围脓肿的中医治疗

（一）中医对肛门直肠周围脓肿的认识与辨证施治

肛门直肠周围脓肿，中医称之为“肛痈”，是一种发生于肛门、肛管和直肠周围的急性化脓感染性疾病。中医认为，肛周脓肿的发生与湿热下注、肛周热毒、阴虚内热等多种因素有关。在治疗上，中医强调辨证施治，根据患者的具体病情和体质，采用不同的治疗方法和方剂。

1. 湿热下注型

症状：肛门周围红肿热痛，伴有恶寒发热、口干便秘、小便困难等。

辨证：湿热蕴结于下焦，下注肛门而成脓肿。

治法：清热解毒利湿。

方剂：常用金银花、连翘、蒲公英、紫花地丁、野菊花、黄柏、黄芩、黄连等清热解毒药物，以及薏苡仁、茯苓等利湿药物组成方剂。

2. 热毒炽盛型

症状：肛周脓肿已成，脓出不畅，或溃后日久不敛，伴有神疲乏力、面色无华等。

辨证：热毒强盛，阻滞气血运行，导致脓肿形成。

治法：清热解毒透脓。

方剂：常用穿山甲、皂角刺、白芷、天花粉、浙贝母等透脓药物，以及当归、黄芪等补益气血药物组成方剂。

3. 阴虚毒恋型

症状：肛周局部肿痛减轻，皮肤暗红，瘘管形成，伴有低热盗汗、心烦口干等。

辨证：五脏阴虚，毒火下沿，导致肛周脓肿反复发作。

治法：养阴清热解毒。

方剂：常用知母、黄柏、制鳖甲、青蒿、怀牛膝、生地黄等养阴清热药物，以及金银花、连翘等清热解毒药物组成方剂。

（二）中药治疗肛门直肠周围脓肿的方剂与外用药物

中药治疗肛门直肠周围脓肿，除了内服方剂外，还包括外用药物。这些药物具有清热解毒、消肿止痛、祛湿排脓等作用，能够直接作用于患处，促进脓肿的吸收和消散。

1. 内服方剂

黄连解毒汤：由黄连、黄芩、黄柏、栀子等药物组成，具有清热解毒的作用，适用于湿热下注型肛周脓肿。

龙胆泻肝汤：由龙胆草、黄芩、栀子、柴胡等药物组成，具有清肝泻火的作用，适用于肝经湿热下注所致的肛周脓肿。

青蒿鳖甲汤：由青蒿、鳖甲、知母、生地黄等药物组成，具有养阴清热的作用，适用于阴虚毒恋型肛周脓肿。

2. 外用药物

金黄膏：由大黄、黄柏、姜黄等药物组成，具有清热解毒、消肿止痛的作用，适用于肛周脓肿初期。

玉露膏：由芙蓉叶、黄柏、冰片等药物组成，具有清热解毒、消肿止痛、去腐生肌的作用，适用于肛周脓肿溃破后。

苦参汤：由苦参、蛇床子、黄柏等药物组成，具有清热解毒、燥湿止痒的作用，适用于肛周脓肿的熏洗治疗。

（三）中医特色疗法在肛门直肠周围脓肿治疗中的应用

中医特色疗法在肛门直肠周围脓肿的治疗中发挥着重要作用，这些疗法包括熏洗法、外敷法、灌肠法、针灸疗法等。这些疗法能够直接作用于患处，促进脓肿的吸收和消散，同时调节机体的气血阴阳平衡，提高机体的抗病能力。

1. 熏洗法

方法：用苦参汤或五倍子汤加减坐浴，每日 2 ~ 3 次，每次 15 ~ 20min。

作用：具有清热解毒、消肿止痛的作用，适用于肛周脓肿初期。

2.外敷法

方法：将金黄膏、玉露膏等外敷于肛周脓肿处，每日更换1～2次。

作用：具有清热解毒、消肿止痛、去腐生肌的作用，适用于肛周脓肿溃破后。

3.灌肠法

方法：用黄连解毒汤或青蒿鳖甲汤加减灌肠，每日1～2次，每次100～200mL。

作用：具有清热解毒、消肿止痛的作用，适用于肛周脓肿的辅助治疗。

4.针灸疗法

方法：取长强、承山、曲池、合谷等穴位，针刺或艾灸，每日1～2次，每次20～30min。

作用：具有清热解毒、消肿止痛、调节气血的作用，适用于肛周脓肿的各个阶段。

第五节　直肠脱垂

一、直肠脱垂的病因与病理

（一）直肠脱垂的发病原因与危险因素

直肠脱垂，中医病名为脱肛，是指直肠黏膜、肛管、直肠全层甚至部分乙状结肠向下移位而脱出肛门外的一种疾病。其发病原因复杂多样，涉及遗传、生理结构、生活习惯等多个方面。

1.遗传因素

一些家族遗传性疾病，如结缔组织疾病、脊柱裂等，可能增加直肠脱垂的患病风险。这些疾病可能导致盆底结缔组织松弛，从而影响直肠的稳定性。

2. 生理结构因素

小儿骶尾骨弯度小，直肠较垂直，使得腹内压增高时直肠缺乏足够的支持而易于脱垂。

老年人肌肉松弛，尤其是生育过多或分娩时会阴撕裂，也可导致直肠发生脱垂。

女性由于骨盆下口较大，多次分娩后盆底肌肉可能受损，从而增加直肠脱垂的风险。

3. 长期腹内压增高

长期便秘、腹泻、慢性咳嗽、排尿困难等可引起腹内压增高，是推动直肠向下脱出的重要因素。

前列腺肥大等疾病也可能导致腹内压长期增高，进而引发直肠脱垂。

4. 手术与外伤

腹部手术，尤其是直肠手术，可能损伤韧带、肛门括约肌等结构，导致直肠脱垂。

外伤也可能导致盆底肌肉或神经受损，影响直肠的稳定性。

5. 肠道疾病

肠炎、梅毒、痔疮和直肠息肉等肠道疾病可能导致直肠周围组织的改变，增加直肠脱垂的患病可能性。

6. 神经系统病变

神经系统病变时，控制及调节排便的功能可能发生障碍，导致直肠慢性扩张，对粪便刺激的敏感性减弱。排便时异常用力，使肛提肌及盆底组织功能减弱，也是直肠脱垂的常见原因。

7. 其他因素

营养不良、发育不良、年老体弱等因素也可能导致肛提肌和盆底筋膜薄弱无力，从而增加直肠脱垂的风险。

（二）直肠脱垂的病理改变与分类

直肠脱垂的病理改变主要涉及直肠黏膜、肛管、直肠全层甚至部分乙状结肠的向下移位。根据脱出部分的长度和程度，直肠脱垂可以分为不同的类型和程度。

1.病理改变

直肠黏膜脱垂:直肠黏膜层向下脱出,可见圆形、红色、表面光滑的肿物,黏膜呈放射状、质软。

直肠全层脱垂:直肠全层向下脱出,脱出物呈宝塔样,表面可见环状的直肠黏膜皱襞。

乙状结肠脱垂:部分乙状结肠随直肠一起脱出肛门外。

2.分类

(1)根据脱出程度分类。

部分性脱垂:脱出组织较少,长度为2~5cm,为直肠皱襞。多见于儿童患者,通常5岁前可自愈。

完全性脱垂:直肠全层脱垂,通常直肠全层和肛管均翻出于肛门外,脱出长度为8~10cm。多见于老年患者及病史较长的女性患者,需采取手术治疗。

(2)根据脱出部位分类。

内脱垂:脱出在直肠的里面,并未漏到外面,通过检查才能发现。

外脱垂:直肠甚至部分结肠从肛门脱到了体外,直接可见。

3.病理生理过程

直肠脱垂的发生与盆底肌肉和结缔组织的松弛密切相关。当腹内压增高时,直肠前壁受压,腹腔内容物将直肠前壁推入直肠腔内,并经肛管向外脱出。

长期、过度腹壁用力加压排便可加速直肠脱垂的进程。排便过程中,直肠始终受到附着于其底部的肛提肌、耻骨直肠肌等的支撑。若长期过度用力排便,则便后的盆底复位反射效果下降,直肠前壁黏膜陷入肛管不易复位,形成恶性循环。

4.并发症

直肠脱垂可导致阴部神经损伤,产生肛门失禁。脱垂的直肠黏膜可能糜烂、破溃,出现血液流出。长期脱垂还可能引发直肠溃疡、出血、狭窄和坏死等危险。

二、直肠脱垂的西医治疗

(一)保守治疗

保守治疗是直肠脱垂的首选治疗方法,尤其适用于轻度脱垂和儿童患者。通过饮食调整和通便药的应用,可以有效改善患者的排便习惯,减轻腹内压,从而缓解直肠脱垂的症状。

1.饮食调整

鼓励患者多吃蔬菜、水果和粗粮,以增加膳食纤维的摄入量。膳食纤维能够吸收水分,使粪便软化,便于排出,减少排便时的用力,从而降低直肠脱垂的风险。减少辛辣、油腻、生冷等刺激性食物的摄入,以免刺激肠道,引起腹泻或便秘,加重直肠脱垂的症状。鼓励患者多喝水,保持体内水分平衡,有助于软化粪便,减轻排便时的用力。对于老年患者,应均衡摄取各种营养成分,包括适量的脂肪、蛋白质、淀粉、维生素、矿物质等,以增强体质,提高抵抗力。

2.通便药的应用

一是润肠通便药。如三黄片、麻仁润肠丸等中药制剂,具有润肠通便的作用,可以改善便秘症状,减轻直肠脱垂的病情。这些药物副作用相对较小,适合长期应用。

二是肠道益生菌。服用肠道益生菌可以调理肠道菌群,改善肠道内部环境,有助于缓解便秘和腹泻症状,从而减轻直肠脱垂的病情。

三是渗透性泻剂。通过增加肠道内的水分,使粪便软化,便于排出。常用的渗透性泻剂包括乳果糖、山梨醇等。

四是刺激性通便药。如酚酞、大黄等,可以促进肠道蠕动,加强收缩,有助于改善便秘症状。但长期使用可能导致药物依赖和结肠黑变病等副作用,因此应谨慎使用。

(二)手术治疗

对于保守治疗无效或重度直肠脱垂的患者,需要采取手术治疗。手术治疗的方法多种多样,包括直肠悬吊术、肛门环缩术等。

1.直肠悬吊术

(1)直肠悬吊固定术。通过手术将直肠固定于周围组织,如骶骨、骨盆等,以恢复直肠的正常位置。常用的方法有Well’s手术、Ripstein’s直肠固定术等。这些手术方法具有创伤小、恢复快、复发率低等优点,适用于各种程度的直肠脱垂患者。

(2)腹腔镜直肠固定术。与开腹手术相比,腹腔镜直肠固定术具有微创、疼痛轻、恢复快等优点。通过腹腔镜技术,可以在直视下将直肠固定于骶骨或补片上,达到治疗效果。该手术适用于不能耐受开腹手术的患者。

2.肛门环缩术

(1)肛门括约肌紧缩术。适用于肛门收缩无力或肛门已呈松弛的直肠脱垂患者。通过手术缩小肛门括约肌的开口宽度,增加肛门的收缩力,从而防止直肠脱垂的发生。该手术方法简单有效,但术后可能出现肛门狭窄、感染等并发症。

(2)改良Delorme’s手术。通过切除部分直肠黏膜和肌肉,然后缝合固定,使直肠恢复正常位置。该手术方法适用于直肠远端黏膜脱垂和直肠内脱垂的患者。

3.其他手术方法

(1)直肠减容术。包括Delorme’s手术、多排直肠黏膜结扎术、纵行直肠黏膜条状切除术等。这些方法通过切除部分直肠黏膜和肌肉,减少直肠的容积,从而减轻直肠脱垂的症状。

(2)经肛吻合器直肠切除术。采用经肛双吻合器技术,切除直肠套叠脱垂的部分,并同时完成吻合。该手术方法适用于直肠前壁和后壁的脱垂患者。

(3)直肠部分切除术。对于重度直肠脱垂患者,尤其是合并有其他肠道疾病的患者,可以考虑进行直肠部分切除术。该手术方法可以彻底切除脱垂的直肠部分,并恢复肠道的正常功能。

4.注意事项

(1)术前准备。在进行手术治疗前,患者需要遵医嘱进行饮食调整、肠道准备等术前准备。对于需要全身麻醉的患者,还需进行术前评估和麻醉准备。

(2)术后护理。手术后,患者需要遵医嘱进行饮食调整、伤口护理等术后护理。对于需要留置导尿管的患者,还需注意尿液的排出情况和导尿管的清洁护理。

(3)并发症预防。手术治疗后,患者可能会出现感染、出血、肛门狭窄等并发症。因此,需要密切观察患者的病情变化,及时采取预防措施和处理并发症。

(4)随访复查。手术治疗后,患者需要定期进行随访复查,以评估治疗效果和及时发现并处理可能的并发症。

三、直肠脱垂的中医治疗

(一)中医对直肠脱垂的认识与辨证施治

中医认为,直肠脱垂的发生与气虚下陷、气血两虚、湿热下注等病因密切相关。因此,治疗时应根据患者的具体病情,采用辨证施治的方法,以达到标本兼治的目的。

1.气虚下陷证

病因:多由于气虚导致机体固摄能力下降,直肠黏膜发生脱垂。

症状:伴有自汗、乏力、精神不振、怕冷等表现。

治法:补中益气、升提固脱。

方剂:常用补中益气汤加减,重用升麻、柴胡、党参、黄芪等药材,以增强收涩作用。

2.气血两虚证

病因:多因为气血两虚,直肠缺乏气机固摄、血液濡润,逐渐下移。

症状:伴有面色萎黄、失眠多梦、乏力等情况。

治法:益气养血。

方剂:常用八珍汤加减,以益气养血为主要治疗目标。

3.湿热下注证

病因:湿气重者湿热下注,容易导致湿气在直肠内蓄积。

症状:伴有脱出黏膜溃疡、坠痛、口干、口臭等。

治法:清热泻火、行气利湿。

方剂:常用革薢渗湿汤加减或止痛如神汤加减,以清热利湿为主要治疗目标。

（二）中药治疗直肠脱垂的方剂与外用药物

中药治疗直肠脱垂的方剂丰富多样，根据患者的具体病情，医生会选择不同的方剂进行治疗。同时，外用药物也是中医治疗直肠脱垂的重要手段之一。

1.中药治疗方剂

补中益气汤：由党参、黄芪、白术、当归、陈皮、升麻、柴胡、炙甘草等组成，具有补中益气、升阳举陷的功效。

八珍汤：由人参、白术、茯苓、甘草、当归、川芎、白芍、熟地黄等组成，具有益气养血的功效。

萆薢渗湿汤：由萆薢、薏苡仁、黄柏、赤茯苓、牡丹皮、泽泻、滑石、通草等组成，具有清热利湿的功效。

2.外用药物

五倍子散：由五倍子研磨成细粉后加适量醋调制成糊状，外敷于患处，具有收敛固涩的作用。

苦参汤：由苦参、石榴皮、枯矾等组成，煎水熏洗患处，具有清热解毒、消肿止痛的功效。

脱肛散：由枯矾、五倍子、三七、冰片等组成，外敷于患处，通过收涩、祛湿清热，促进脱垂直肠回纳。

（三）中医特色疗法在直肠脱垂治疗中的作用

针灸、中药熏洗等中医特色疗法在直肠脱垂的治疗中发挥着重要作用，它们能够调节气血流通、促进肠道功能恢复，从而改善直肠脱垂的症状。

1.针灸疗法

选穴：常用穴位有长强、百会、足三里、承山、八髎、提肛穴等。

作用：针灸能够调节气血流通，促进肠道功能恢复，有助于改善直肠脱垂引起的排便困难等问题。

操作：在专业针灸师的指导下，选择合适的穴位进行针刺治疗，每次治疗时间一般为30min左右。

2.中药熏洗疗法

药物：常用中药材有苦参、石榴皮、枯矾、五倍子等。

作用:中药熏洗有利于促进局部血液循环和淋巴回流,减轻炎症反应,进而缓解相关临床表现。

操作:将中药材煎煮后,待温度适宜时进行坐浴或下腹部热敷。每次熏洗时间一般为20～30min,每日可进行1～2次。

3.推拿疗法

作用:通过按摩腹部和肛门周围的穴位,促进局部血液循环,增强肛门括约肌功能,从而改善直肠脱垂的症状。

操作:在专业推拿师的指导下,选择合适的穴位进行按摩治疗。每次治疗时间一般为30min左右,可根据患者的具体情况进行调整。

第六节 直肠癌

一、直肠癌的概述与病因

(一)直肠癌的定义

直肠癌是指发生在直肠黏膜上皮的恶性肿瘤,是消化道最常见的恶性肿瘤之一。直肠的长度为12~15cm,直肠癌主要是指肛管之上齿状线到直肠乙状结肠交界处的恶性肿瘤。根据肿瘤下缘的位置,直肠癌可分为上段直肠癌和下段直肠癌,也可进一步细分为低位直肠癌(距肛缘5cm以下)、中位直肠癌(距肛缘5~10cm)和高位直肠癌(距肛缘10cm以上)。

直肠癌的早期症状可能不明显,但随着病情的进展,患者可能会出现一系列症状,如排便习惯改变、便血、腹痛、腹胀、贫血等。其中,便血是直肠癌最常见的症状之一,其特点为黏液的暗红色血便,且大便和血是混在一起的。此外,直肠癌患者还可能出现里急后重感,即上完厕所后仍有强烈的便意,以及大便频繁、大便习惯改变等症状。

(二)直肠癌的发病原因与危险因素

直肠癌的发病原因目前尚不完全清楚,但已确定一些危险因素与直肠癌的发病密切相关。这些因素包括遗传因素、饮食因素、生活习惯、消化道疾病以及其他因素。

遗传因素在直肠癌的发病中起着重要作用。研究表明，一级亲属中有直肠癌家族史的人，其发病概率往往要比其他人高很多倍。此外，一些遗传性的基因突变，如家族性腺瘤性息肉病（FAP）和遗传性非息肉病性结直肠癌（HNPCC）等，也与直肠癌的发病密切相关。这些遗传性疾病的患者，其肠道内易形成腺瘤性息肉，进而恶变为直肠癌。

饮食因素也是直肠癌发病的重要危险因素之一。高脂肪、高蛋白、低纤维饮食的人群发生直肠癌的比例相对较高。这是因为高纤维饮食可以促进肠道内容物通过的速度，使肠道和肠道内容物接触的时间缩短，从而减少有害物质对肠道的刺激。相反，高脂肪饮食可能增加胆汁分泌的强度，进而促进直肠癌的发病。此外，食物中的防腐剂、添加剂以及不良饮食习惯，如经常食用烧烤、油炸等高温烹饪的食物，也可能增加直肠癌的发病风险。

生活习惯对直肠癌的发病也有一定影响。长期久坐、缺乏运动的人群，其肠道蠕动减慢，有害物质在肠道内滞留时间延长，可能增加直肠癌的发病风险。此外，吸烟和酗酒也是直肠癌的危险因素。吸烟者的患病风险较不吸烟者增加20%，且吸烟与直肠癌的关系较结肠癌更为密切。酒精在人体内产生具有致癌性的代谢副产物和中间代谢产物，大量饮酒及长期酗酒会对人体造成巨大的伤害。

一些消化道疾病也是直肠癌的高危因素。例如，溃疡性结肠炎、克罗恩病等炎症性肠病患者，其肠道黏膜长期受到炎症刺激，易发生恶变。此外，直肠腺瘤性息肉也是直肠癌的重要前驱病变。大多数直肠癌是在腺瘤性息肉的基础上发展起来的。因此，对于患有这些消化道疾病的人群，应定期进行肠镜检查，以及时发现并处理潜在的恶变风险。

除了上述因素外，还有一些其他因素也可能与直肠癌的发病有关。例如，2型糖尿病患者患结直肠癌的风险比一般人群要高30%~40%。超重和肥胖也是结直肠癌的潜在危险因素，5.3%的结直肠癌是超重和肥胖引起的。此外，盆腔放射、土壤环境以及某些药物的使用等，也可能对直肠癌的发病产生一定影响。

综上所述，直肠癌的发病原因是一个复杂的多因素协同作用的结果。

为了降低直肠癌的发病风险，人们应关注自己的饮食和生活习惯，保持均衡饮食、适量运动、戒烟限酒等健康生活方式。同时，对于有家族史或其他高危因素的人群，应定期进行肠镜检查等筛查措施，以便及早发现并处理潜在的恶变风险。通过综合防治策略的实施，我们可以有效降低直肠癌的发病率和致死率，提高患者的生活质量。

二、直肠癌的西医治疗

（一）手术治疗

手术治疗是直肠癌治疗的主要手段之一，根据患者的具体情况，手术可分为根治性切除术和姑息性手术。

1.根治性切除术

根治性切除术是直肠癌的首选治疗方法，旨在彻底切除肿瘤及其周围正常组织，以达到根治的目的。根据肿瘤的位置、大小、分期以及患者的身体状况，根治性切除术可分为不同的手术方式，如低位前切除术、腹会阴联合切除术、经腹直肠癌切除术等。

（1）低位前切除术。适用于直肠下段的早期肿瘤，通过切除直肠下段和肿瘤，同时保留肛门功能。手术后，患者通常可以保留正常的排便功能。

（2）腹会阴联合切除术。适用于直肠中下段肿瘤，尤其是距离肛门较近的晚期肿瘤。该手术需要切除直肠、肛门以及周围的部分组织，并在腹部进行造口，形成人工肛门。手术后，患者需要适应新的排便方式。

（3）经腹直肠癌切除术。适用于直肠中上段的肿瘤。该手术通过腹腔镜或开腹手术进行，切除直肠和部分乙状结肠，同时进行淋巴结清扫。手术后，患者可以保留肛门功能。

2.姑息性手术

对于晚期直肠癌患者，由于肿瘤已经广泛转移或侵犯周围重要器官，根治性切除术已无法实施。此时，姑息性手术成为缓解症状、提高患者生活质量的重要手段。

（1）造口术。对于直肠下段肿瘤导致肠梗阻的患者，可以进行造口术，通过腹部造口排出肠道内容物，缓解肠梗阻症状。

(2)短路手术。对于晚期直肠癌患者,如果肿瘤无法切除,但导致肠道梗阻,可以进行短路手术,将梗阻上段的肠道与梗阻下段的肠道进行吻合,以恢复肠道的连续性。

(二)放化疗

放化疗是直肠癌综合治疗的重要组成部分,包括术前放疗、术后化疗以及同步放化疗等方案。

1.术前放疗

术前放疗旨在缩小肿瘤体积,降低手术难度,提高手术切除率。通过放射线照射肿瘤及其周围组织,使肿瘤细胞变性坏死,同时减少肿瘤对周围组织的浸润和转移。术前放疗通常与化疗联合使用,形成新辅助放化疗方案。

新辅助放化疗方案包括放疗和化疗的联合应用。放疗通常采用外照射方式,化疗药物如氟尿嘧啶、奥沙利铂等可增强放疗效果。新辅助放化疗方案通常持续数周,完成后进行手术切除。

2.术后化疗

术后化疗旨在杀灭残留的肿瘤细胞,预防肿瘤复发和转移。根据患者的病理分期和身体状况,选择合适的化疗方案进行辅助治疗。

常用化疗方案包括XELOX方案(奥沙利铂+卡培他滨)、FOLFOX方案(奥沙利铂+氟尿嘧啶+亚叶酸钙)等。化疗周期通常为6~8个,每个周期持续2~3周。

3.同步放化疗

对于部分直肠癌患者,尤其是中晚期患者,同步放化疗可能成为首选治疗方案。通过同时应用放疗和化疗,增强治疗效果,提高肿瘤局部控制率。

同步放化疗方案包括放疗与化疗药物(如氟尿嘧啶、奥沙利铂等)同时应用。放疗通常采用分次照射方式,化疗药物则根据具体方案进行给药。同步放化疗方案通常持续数周至数月不等。

(三)靶向治疗与免疫治疗的新进展

近年来,随着对直肠癌发病机制的深入研究,靶向治疗和免疫治疗等新型治疗手段逐渐应用于临床,为直肠癌患者提供了新的治疗选择。

1.靶向治疗

靶向治疗是针对肿瘤细胞的特定分子靶点进行治疗的方法。通过抑制肿瘤细胞的生长、增殖和转移等过程，达到治疗肿瘤的目的。

一是抗血管生成药物，如贝伐珠单抗等，通过抑制肿瘤血管生成，减少肿瘤血液供应，从而抑制肿瘤生长。

二是EGFR抑制剂，如西妥昔单抗等，针对表皮生长因子受体（EGFR）进行抑制，减少肿瘤细胞的增殖和转移。

三是BRAF抑制剂，如维莫非尼等，针对BRAF基因突变进行抑制，适用于BRAF突变的直肠癌患者。

2.免疫治疗

免疫治疗是通过激活患者自身的免疫系统来杀灭肿瘤细胞的方法。近年来，免疫检查点抑制剂在直肠癌治疗中取得了显著疗效。

（1）免疫检查点抑制剂。如纳武利尤单抗、帕博利珠单抗等，通过抑制PD-1/PD-L1等免疫检查点通路，恢复T细胞对肿瘤细胞的杀伤功能。免疫治疗通常用于晚期直肠癌患者，尤其是MSI-H/dMMR型直肠癌患者。

（2）免疫联合治疗方案。免疫治疗与化疗、放疗或靶向治疗等联合应用，可以进一步提高治疗效果。例如，纳武利尤单抗联合伊匹木单抗的双免疗法在MSI-H/dMMR型转移性直肠癌中取得了显著疗效。

综上所述，直肠癌的西医治疗包括手术治疗、放化疗以及靶向治疗与免疫治疗等多种手段。根据患者的具体情况和病理分期，选择合适的治疗方案进行个体化治疗是提高治疗效果、延长患者生存期的关键。随着新型治疗手段的不断涌现和临床应用的不断深入，直肠癌的治疗效果将会得到进一步提高。

三、直肠癌的中医治疗

（一）中医对直肠癌的认识与辨证施治思路

直肠癌在中医古籍中，被归属于“肠蕈”“肠中积聚”“症瘕”“锁肛痔”“下痢”“脏毒”等范畴。中医理论认为，直肠癌的发生与多种内外因素密切相关，包括饮食不节、忧思抑郁、久泻久痢、大便秘结、感受外邪、劳倦体虚、湿热蕴结等。这些因素导致脾胃失损，运化失司，湿浊内生，进而形成肠道气血运行失畅、日久蕴而成毒的病理变化。

1.中医对直肠癌病因病机的认识

（1）情志内伤。长期的情志不舒，如忧愁、焦虑、愤怒等，会影响肝脏的疏泄功能。肝主疏泄，调畅气机，若肝气郁结，则气机不畅，进而影响脾胃的运化功能。脾胃为后天之本，气血生化之源，脾胃失和，水湿运化失常，湿浊内生，郁而化热，下注肠道，形成湿热蕴结的病理状态。

（2）饮食不节。过食肥甘厚味、辛辣刺激之品，或暴饮暴食、饥饱无常等，都会损伤脾胃。脾胃受损，不能正常运化水谷精微，水湿内生，湿浊与热邪相互胶结，下注肠道，形成湿热下注的病理变化。此外，饮食不洁，摄入有害物质，也会直接损伤肠道黏膜，诱发癌变。

（3）劳倦体虚。过度劳累、久病体虚等因素，都会导致正气虚弱，易受外邪侵袭。外邪入侵肠道，与体内的湿热、瘀毒相互作用，加重病情。

（4）湿热蕴结。湿热之邪是直肠癌发病的关键因素之一。湿热蕴结肠道，使肠道气血运行失畅，日久蕴而成毒，肉腐血败，形成肠道肿块。

2.中医辨证施治思路

中医对直肠癌的治疗，强调辨证施治，即根据患者的具体病情和体质状况，制订个体化的治疗方案。

（1）湿热瘀阻型。

症状：大便郁结、带血，血色暗红或带黏液，便次增多，肛门坠胀，里急后重，舌红，苔黄腻，脉滑数。

治法：清热利湿、化瘀祛瘀。

方药：可选用槐角地榆丸加减，以清热利湿、化瘀祛瘀为主。

（2）气滞血瘀型。

症状：肛周肿物隆起，坚硬如石或大便带血，血色暗红，大便困难，舌紫暗，脉细涩。

治法：理气活血、破瘀散结。

方药：可选用桃红四物汤合失笑散加减，以理气活血、破瘀散结为主。

（3）气阴两虚型。

症状：大便难出或便中带血，肛门坠胀，舌红，少苔，脉细弱。

治法：益气养阴、清热解毒。

方药：可选用八珍汤合增液汤加减，以益气养阴、清热解毒为主。

3. 中医治疗的优势与局限性

中医治疗直肠癌的优势在于其个体化、整体调节的特点。通过辨证施治，中医可以针对患者的具体病情和体质状况，制订个体化的治疗方案，达到扶正祛邪、调理脏腑功能的目的。此外，中医治疗还可以减轻手术、放化疗等西医治疗带来的副作用，提高患者的生活质量。

然而，中医治疗直肠癌也存在一定的局限性。对于早期直肠癌患者，手术治疗仍然是首选的治疗方式。中医治疗可以作为手术前后的辅助治疗手段，帮助患者恢复正气，提高手术成功率。但对于晚期直肠癌患者，中医治疗往往难以达到根治的效果，需要结合西医治疗手段进行综合治疗。

（二）中药治疗直肠癌的方剂与辅助用药

直肠癌作为一种恶性肿瘤，其治疗往往需要综合多种手段，其中中药治疗作为一种辅助疗法，在改善患者症状、减轻化疗副作用、提高生活质量等方面发挥着重要作用。

1. 中药治疗直肠癌的方剂

中药治疗直肠癌的方剂通常根据患者的具体病情和体质进行辨证施治，常见的方剂包括以下几种。

（1）槐角地榆丸加减。适用于湿热痰阻型直肠癌患者。该方剂以槐角、地榆等清热解毒、凉血止血的药物为主，辅以化痰祛瘀的药物，如半夏、陈皮等，共同达到清热利湿、化痰祛瘀的治疗效果。

（2）桃红四物汤合失笑散加减。适用于气滞血瘀型直肠癌患者。桃红四物汤以桃仁、红花等活血化瘀药物为主，合以失笑散增强行气止痛效果，共同达到理气活血、破瘀散结的治疗目的。

（3）八珍汤合增液汤加减。适用于气阴两虚型直肠癌患者。八珍汤为气血双补的经典方剂，增液汤则侧重于滋阴润燥。两方合用，可益气养阴、清热解毒，适用于体质虚弱、气血不足的患者。

（4）白头翁汤。具有清热解毒、凉血止痢的功效，适用于湿热蕴结所致的直肠癌患者。白头翁、黄连、黄柏等药物共同作用，有助于消除炎症反应，减轻症状。

（5）芍药汤。由黄芩、黄连、甘草、大黄等药物组成，具有清热燥湿、调气和血的功效。适用于湿热痢疾型直肠癌患者，可缓解腹痛、里急后重等症状。

2. 辅助用药

在中药治疗直肠癌的过程中，辅助用药也起着重要作用。这些辅助用药通常用于增强主要方剂的治疗效果，或用于缓解化疗、放疗等西医治疗带来的副作用。

（1）补益气血类药物。如黄芪、当归、白术等，可用于改善患者气血两虚的症状，提高机体免疫力。这些药物常用于手术后恢复期或放化疗期间，以减轻疲劳、乏力等不适症状。

（2）清热解毒类药物。如白花蛇舌草、半枝莲等，具有抗肿瘤作用，可用于辅助治疗多种癌症。这些药物有助于清除体内湿热邪气，减轻炎症反应，对于湿热蕴结所致的直肠癌尤为有效。

（3）活血化瘀类药物。如桃仁、红花等，可促进血液循环，缓解因气血不畅导致的疼痛等症状。这些药物常用于气滞血瘀型直肠癌患者的治疗中。

（4）理气止痛类药物。如枳实、陈皮等，有助于舒缓肠道痉挛和不适感。这些药物可用于缓解直肠癌患者因肿瘤压迫或肠道痉挛引起的疼痛。

（5）益气养阴类药物。如人参、麦冬等，可提高机体免疫力，支持组织修复过程。这些药物常用于气阴两虚型直肠癌患者的治疗中，有助于改善患者体质，提高生活质量。

3. 注意事项

中药治疗需根据患者的具体病情和体质进行辨证施治，避免盲目用药。中药与西药之间可能存在相互作用，因此在使用中药辅助治疗时，需与西医医生沟通，确保用药安全。在使用中药治疗过程中，需定期监测病情变化，及时调整治疗方案。中药治疗需结合生活调理，如保持良好的生活习惯、饮食均衡等，以提高治疗效果。

(三)中医特色疗法在直肠癌治疗中的辅助作用与调理作用

1. 中医特色疗法的辅助作用

(1)减轻化疗、放疗副作用。化疗和放疗作为直肠癌治疗的重要手段,其副作用不容忽视。中医特色疗法,如针灸、推拿、中药熏洗等,可通过调节气血、调和脏腑功能,有效减轻化疗、放疗引起的恶心、呕吐、疲劳、食欲不振等不适症状。例如,针灸疗法可选择特定穴位进行刺激,以调整体内气血流通,促进消化系统功能恢复,从而减轻化疗引起的胃肠道反应。

(2)改善生活质量。直肠癌患者常常伴随着疼痛、便秘、腹泻等症状,这些症状严重影响患者的生活质量。中医特色疗法通过辨证施治,针对患者的具体症状进行个性化治疗,如采用清热解毒、活血化瘀等方剂,可缓解患者的疼痛、改善便秘和腹泻等症状,从而提高患者的生活质量。

(3)促进术后恢复。直肠癌手术后,患者往往面临着伤口愈合、肠道功能恢复等问题。中医特色疗法,如中药内服外敷、推拿按摩等,可促进术后伤口的愈合,加速肠道功能的恢复,减少术后并发症的发生。例如,术后患者可在医生指导下服用具有补益气血、固表止汗作用的中药,有助于促进身体恢复。

2. 中医特色疗法的调理作用

(1)调节免疫功能。中医特色疗法,如中药调理,可通过调节免疫功能,提高患者的抗肿瘤能力。中药中的某些成分,如黄芪、党参等,能够增强人体免疫力,提高NK细胞活性,从而增强身体对抗癌细胞的能力。这对于直肠癌患者来说,具有重要意义。

(2)抑制肿瘤生长。部分中药,如苦参、白花蛇舌草等,具有直接抑制癌细胞增殖的作用。这些中药可通过诱导癌细胞凋亡或抑制其血管生成来达到抗癌效果。虽然中医特色疗法通常作为辅助治疗手段,但其在抑制肿瘤生长方面的作用不容忽视。

(3)调节气血平衡。中医认为,直肠癌的发生与气血失调密切相关。因此,中医特色疗法注重调节气血平衡,通过补益脾胃、调整肠道微生态平衡等方式,缓解因气血失调引起的相关症状。这有助于改善患者的整体健康状况，提高生活质量。

（4）心理疏导。直肠癌患者往往面临着巨大的心理压力和焦虑情绪。中医特色疗法中的心理疏导，通过帮助患者正确认识疾病，树立战胜疾病的信心，有助于缓解患者的心理压力，提高治疗效果。

第五章 肛肠疾病的手术治疗

第一节 肛肠疾病手术的麻醉

一、麻醉方式的选择

在肛肠疾病手术中，麻醉方式的选择至关重要，它直接关系到手术的顺利进行、患者的舒适度以及术后恢复。局部麻醉作为肛肠手术中最常用的麻醉方式之一，具有操作简便、安全性高、费用低廉等优点，尤其适用于手术范围较小的肛门部手术。

（一）局部麻醉

1.适用范围

局部麻醉，又称局部浸润麻醉，是将麻醉药物直接注入手术区域或其周围，以阻滞该区域的神经传导，从而达到麻醉的目的。在肛肠手术中，局部麻醉主要适用于单纯痔结扎切除、内痔注射、肛裂切除、浅表肛瘘切除、血栓外痔切取血栓等手术范围较小的肛门部手术。这些手术通常不涉及深层组织或重要血管神经，因此局部麻醉能够提供足够的镇痛效果，满足手术需求。

2.操作方法

患者取膀胱截石位或左侧卧位，以便于手术操作和麻醉药物的注射。然后对肛周皮肤进行彻底消毒，以减少感染风险。

常用的局部麻醉药物包括0.5%普鲁卡因溶液或0.5%利多卡因溶液。普鲁卡因溶液可加入肾上腺素以延长麻醉时间和减慢吸收速度。对普鲁卡因过敏者，可改用利多卡因溶液。

常采用四点浸润麻醉法，即在时钟的3时、6时、9时、12时位置，距肛缘1.0～1.5cm处进行注射。注射时，先作皮内和皮下浸润，然后边进针边注药，再退针至皮下，改变方向继续注射，确保麻醉药物均匀分布在手术区域。针刺深度应达到肛门外括约肌皮下层、浅层及深层，同时用左手示指插入直肠内作导向，以防针尖穿刺透肠壁。

3.注意事项

（1）麻醉药物剂量与浓度。麻醉药物的剂量和浓度应严格控制，避免过量或浓度过高导致中毒反应。中毒原因可能包括短时间内注入大量麻醉药物、将麻醉药物注入血管内、患者功能不良或对麻醉药物的耐受力低等。中毒表现包括兴奋多语、表情淡漠、嗜睡、脉搏过快、呼吸加深加快等，严重时可能出现四肢抽搐、全身惊厥、呼吸困难等症状。一旦发生中毒反应，应立即停止注射麻醉药物，给予吸氧、肌注苯巴比妥钠等处理。

（2）过敏反应。部分患者可能对麻醉药物产生过敏反应，表现为荨麻疹、虚脱、发绀、惊厥等，严重时可出现喉头水肿和肺水肿。因此，在注射麻醉药物前，应详细询问患者的过敏史，并准备好抗过敏药物和急救设备。

（3）麻醉效果评估。在注射麻醉药物后，应对麻醉效果进行评估，确保手术区域完全麻醉。如麻醉效果不佳，应及时调整麻醉方案，避免手术过程中患者出现疼痛或不适。

（4）术后观察。手术后，应对患者进行密切观察，确保麻醉药物完全代谢，避免术后出现麻醉相关并发症。同时，指导患者进行适当的术后活动，以促进恢复。

（二）全身麻醉

在肛肠疾病手术中，全身麻醉是一种常用的麻醉方式，尤其适用于手术范围较大、手术时间较长、患者病情较重或对疼痛敏感的情况。全身麻醉通过抑制中枢神经系统的功能，使患者在手术过程中处于无意识、无痛觉的状态，从而确保手术的顺利进行。

1.适用情况

全身麻醉适用于多种肛肠疾病手术，包括但不限于以下几种情况：

（1）当肛瘘涉及多个瘘管或多个间隙时，手术范围较大，需要更深入的麻醉以确保手术的顺利进行。

(2)对于重度痔疮患者,手术可能涉及多个痔核的切除和缝合,全身麻醉能够提供更好的镇痛效果和手术条件。

(3)直肠脱垂手术通常涉及直肠的切除和重建,手术时间较长,全身麻醉能够确保患者在整个手术过程中保持无痛和无意识状态。

(4)对于合并高血压、糖尿病等慢性疾病的患者,全身麻醉能够更好地控制患者的生命体征,减少手术风险。

2.麻醉前准备

(1)患者评估。详细询问患者的病史,了解患者的身体状况和过敏史。进行全面的体格检查,评估患者的循环功能、呼吸功能、肝肾功能等。

(2)禁食禁饮。成人患者应在麻醉前12h内禁食、2h内禁饮。小儿患者应根据年龄和食物种类调整禁食禁饮时间。

(3)用药准备。根据患者的具体情况和手术需求,选择合适的麻醉药物和剂量。同时,准备好急救药物和设备,以应对可能出现的紧急情况。

(4)心理准备。向患者解释麻醉过程和手术过程,缓解患者的紧张情绪和恐惧心理。鼓励患者保持积极乐观的心态,增强战胜疾病的信心。

(5)监测装置安置。在麻醉前,需要安置各项监测装置,包括血压表、心电图监测仪等,以便实时监测患者的生命体征。

3.术后苏醒管理

(1)生命体征监测。手术后,需要持续监测患者的血压、心率、呼吸等生命体征,及时发现并处理异常情况。

(2)呼吸道管理。保持患者的呼吸道通畅,及时清除呼吸道分泌物,避免发生窒息等严重并发症。对于需要气管插管的患者,应妥善固定气管插管,避免脱落或移位。

(3)疼痛管理。手术后,患者可能会出现不同程度的疼痛。应根据患者的疼痛程度和手术部位,选择合适的镇痛药物和镇痛方式,以减轻患者的痛苦。

(4)体位管理。手术后,患者应根据手术部位和麻醉方式选择合适的体位，以促进术后恢复和减少并发症的发生。例如，对于肛肠手术患者，应采用平卧位或侧卧位，避免压迫手术部位。

（5）术后观察。手术后，需要对患者进行密切的观察和评估，包括患者的意识状态、呼吸情况、伤口情况等。如发现异常情况，应及时处理并报告医生。

（三）椎管内麻醉

在肛肠疾病手术中，椎管内麻醉是一种常用的麻醉方式，它通过将麻醉药物注入椎管内，阻滞脊神经根，使手术区域产生麻醉作用。椎管内麻醉主要包括腰麻和硬膜外麻醉两种类型，它们具有操作简便、镇痛效果好、对生理功能影响小等优点。

1.腰麻的原理、操作及并发症预防

（1）原理。腰麻，又称蛛网膜下腔阻滞麻醉，是将麻醉药物注入蛛网膜下腔，直接作用于脊神经根，使其支配的区域产生麻醉作用。腰麻起效迅速，镇痛效果确切，适用于手术时间较短、手术范围较小的肛肠疾病手术。

（2）操作。患者取侧卧位，头和膝盖向中间蜷曲，大腿尽量贴近肚子，以便于穿刺和麻醉药物的扩散。

穿刺点通常选择L3—L4或L2—L3间隙作为穿刺点，这些间隙的脊神经根与手术区域相对应。对穿刺部位进行消毒，并铺无菌巾，以减少感染风险。

使用腰麻穿刺针进行穿刺，当穿刺针进入蛛网膜下腔后，回抽无脑脊液或血液，即可缓慢注入麻醉药物。注药速度应适中，以避免麻醉药物过量或误入血管。

（3）并发症预防。

低血压：腰麻后，由于交感神经被阻滞，导致外周血管阻力降低和静脉扩张，可引起低血压。因此，在麻醉前应充分扩容，麻醉过程中密切监测血压，并及时给予升压药物。

呼吸抑制：腰麻可阻滞肋间肌和膈肌的神经支配，导致呼吸功能受限。对于呼吸功能较差的患者，应慎用腰麻或选择其他麻醉方式。

神经损伤：腰麻穿刺过程中可能损伤脊神经根或脊髓，导致术后神经功能障碍。因此,穿刺时应仔细操作,避免损伤神经组织。

2. 硬膜外麻醉的原理、操作及并发症预防

(1)原理。硬膜外麻醉是将麻醉药物注入硬膜外腔,通过扩散作用阻滞脊神经根,使其支配的区域产生麻醉作用。硬膜外麻醉起效较慢,但镇痛效果持久,适用于手术时间较长、手术范围较大的肛肠疾病手术。

(2)操作。患者取侧卧位,穿刺点通常选择L1—L2或L2—L3间隙。对穿刺部位进行消毒,并铺无菌巾。

使用硬膜外穿刺针进行穿刺,当穿刺针进入硬膜外腔后,置入硬膜外导管,以便于后续给药。首先给予试验剂量麻醉药物,观察患者是否出现全脊麻等异常情况。如无异常,再给予维持剂量麻醉药物,以达到满意的镇痛效果。

(3)并发症预防。

全脊麻:硬膜外麻醉时,若麻醉药物误入蛛网膜下腔,可引起全脊麻,导致呼吸、循环功能衰竭。因此,在置管过程中应仔细操作,避免损伤蛛网膜。同时,给予试验剂量麻醉药物后,应密切观察患者生命体征。

硬膜外血肿:硬膜外穿刺过程中可能损伤血管,导致硬膜外血肿。对于凝血功能异常的患者,应慎用硬膜外麻醉。

神经损伤:硬膜外穿刺和置管过程中可能损伤脊神经根或脊髓,导致术后神经功能障碍。因此,穿刺和置管时应仔细操作,避免损伤神经组织。

感染:硬膜外麻醉为有创操作,存在感染风险。因此,在操作过程中应严格执行无菌操作原则,减少感染的发生。

二、麻醉前的评估与准备

(一)患者病情评估

在肛肠疾病手术麻醉前,对患者病情的全面评估是确保手术安全、顺利进行的重要环节。这一过程包括病史采集、体格检查和实验室检查,旨在全面了解患者的身体状况,识别潜在的风险因素,并为麻醉方式的选择和术中管理提供依据。

1.病史采集

病史采集是麻醉前评估的第一步,它涉及患者既往的疾病史、手术史、用药史、过敏史以及家族史等。

询问患者是否有高血压、冠心病、心律失常等心血管疾病史,以及是否接受过相关治疗。这些疾病可能增加麻醉和手术的风险,需要特别关注。

了解患者是否有哮喘、慢性阻塞性肺疾病等呼吸系统疾病史,以及是否存在呼吸困难、咳嗽等症状。这些疾病可能影响患者的呼吸功能,需要在麻醉前进行充分评估。

询问患者是否有脑血管疾病、癫痫等神经系统疾病史,以及是否存在头痛、眩晕等症状。这些疾病可能对麻醉药物的代谢和效果产生影响。

了解患者的血糖控制情况,以及是否存在糖尿病相关的并发症,如心血管疾病、视网膜病变等。糖尿病患者的麻醉管理需要特别注意血糖的监测和控制。

询问患者是否对麻醉药物、抗生素等药物存在过敏反应,以避免在手术过程中发生严重的过敏反应。

2.体格检查

体格检查是评估患者身体状况的重要手段,包括一般状况、生命体征、心肺听诊、神经系统检查等。通过体格检查,医生可以初步判断患者的身体状况,识别潜在的风险因素。

(1)一般状况。观察患者的精神状态、营养状况、皮肤情况等,以评估患者的整体健康状况。

(2)生命体征。测量患者的血压、心率、呼吸、体温等生命体征,以评估患者的生命体征是否平稳,是否存在异常情况。

(3)心肺听诊。通过听诊心脏和肺部,了解患者的心脏功能和肺部情况,是否存在杂音、湿啰音等异常表现。

(4)神经系统检查。检查患者的意识状态、肌力、肌张力、腱反射等,以评估患者的神经系统功能是否正常。

3.实验室检查

实验室检查是评估患者身体状况的重要手段之一,通过检测血液、尿液等样本，可以了解患者的肝肾功能、电解质平衡、血糖水平等生理指标，以及是否存在感染、贫血等情况。

了解患者的白细胞计数、红细胞计数、血红蛋白等指标，以评估患者的感染风险和贫血情况。

了解患者的尿液颜色、透明度、比重等指标，以评估患者的肾功能和是否存在尿路感染。

通过检测谷丙转氨酶、谷草转氨酶、尿素氮、肌酐等指标，了解患者的肝肾功能是否正常。

检测钠、钾、钙、镁等电解质的水平，以评估患者的电解质平衡情况。

了解患者的血糖水平，以评估患者的糖尿病控制情况，以及是否存在低血糖或高血糖的风险。

（二）麻醉风险评估

在肛肠疾病手术麻醉前的评估与准备阶段，麻醉风险评估是至关重要的环节。它不仅关乎手术的安全性，还直接影响到患者的术后恢复和生活质量。麻醉风险评估主要包括对患者的过敏史、并存疾病的评估，以及针对这些风险因素的处理措施。

1.过敏史评估

过敏史是麻醉风险评估中不可忽视的一环。了解患者的过敏史，特别是对麻醉药物、抗生素等常用药物的过敏反应，对于预防术中可能出现的过敏反应至关重要。

(1)详细询问。在麻醉前，麻醉师应详细询问患者是否曾对任何药物、食物或昆虫叮咬等产生过过敏反应。这有助于识别潜在的过敏原，从而避免在手术中使用这些药物或采取必要的预防措施。

(2)过敏试验。对于怀疑有过敏史的患者，尤其是对那些可能对麻醉药物产生过敏反应的患者，应进行过敏试验。这通常包括皮肤试验或血清特异性IgE检测，以确认患者是否对特定药物存在过敏反应。

(3)准备急救药物。在了解患者的过敏史后，麻醉师应准备相应的急救药物和设备，如肾上腺素、抗组胺药、糖皮质激素等，以应对可能出现的过敏反应。

2.并存疾病评估

并存疾病是麻醉风险评估中的另一个关键因素。患者的并存疾病可能增加手术和麻醉的风险,因此需要仔细评估并采取相应的处理措施。

(1)心血管疾病。心血管疾病是肛肠疾病手术中常见的并存疾病之一。对于这类患者,麻醉师应评估其心功能、血压控制情况,以及是否存在心律失常等问题。必要时,应调整麻醉药物的种类和剂量,以减少对心血管系统的刺激。

(2)呼吸系统疾病。呼吸系统疾病也是影响麻醉风险的重要因素。对于存在慢性阻塞性肺疾病、哮喘等呼吸系统疾病的患者,麻醉师应评估其呼吸功能,确保在麻醉过程中能够维持足够的通气和氧合。

(3)神经系统疾病。对于存在神经系统疾病的患者,如脑血管意外、癫痫等,麻醉师应评估其神经系统功能,以及麻醉药物可能对神经系统产生的影响。这有助于选择合适的麻醉方式和药物,减少神经系统的并发症。

(4)内分泌系统疾病。内分泌系统疾病,如糖尿病、甲状腺功能亢进等,也可能影响麻醉风险。麻醉师应评估患者的内分泌功能,确保在麻醉过程中能够维持血糖、电解质等生理指标的稳定。

3.处理措施

(1)避免过敏原。对于已知过敏原的患者,应尽量避免在手术中使用这些药物。如果必须使用,应采取必要的预防措施,如稀释药物、缓慢注射等。

(2)优化并存疾病治疗。对于存在并存疾病的患者,应在手术前优化其治疗方案。例如,对于心血管疾病患者,应调整降压药物、抗凝药物等的使用;对于呼吸系统疾病患者,应给予必要的呼吸支持治疗。

(3)选择合适的麻醉方式。根据患者的过敏史和并存疾病情况,选择合适的麻醉方式。例如,对于存在严重心血管疾病的患者,应选择对心血管系统影响较小的麻醉方式;对于存在呼吸系统疾病的患者,应选择能够维持足够通气和氧合的麻醉方式。

(4)密切监测生命体征。在手术过程中,应密切监测患者的生命体征,包括血压、心率、呼吸、血氧饱和度等。这有助于及时发现并处理可能出现的异常情况。

(三)麻醉前用药

在肛肠疾病手术麻醉前的准备阶段,麻醉前用药是一个至关重要的环节。它不仅有助于减轻患者的紧张情绪,提高麻醉效果,还能在一定程度上预防或减少手术和麻醉过程中可能出现的并发症。

1.麻醉前用药的目的

(1)镇静与抗焦虑。通过给予镇静和抗焦虑药物,可以显著减轻患者的紧张和恐惧情绪,使其能够更好地配合手术和麻醉过程。这不仅有助于手术的顺利进行,还能减少因患者情绪波动而导致的麻醉并发症。

(2)镇痛。镇痛药物能够减轻患者的疼痛感,提高痛阈,从而在手术过程中减少应激反应,降低麻醉药物的用量,并增强麻醉效果。

(3)抑制呼吸道分泌物。某些麻醉药物会刺激呼吸道黏膜,导致分泌物增多。通过给予抗胆碱类药物,可以抑制呼吸道分泌物的产生,减少呼吸道梗阻的风险。

(4)预防过敏反应。对于已知对某些麻醉药物有过敏反应的患者,麻醉前用药可以包括抗过敏药物的预处理,以降低过敏反应的发生风险。

(5)调节生理功能。麻醉前用药还可以调节患者的生理功能,如心率、血压等,使其处于更适合手术和麻醉的状态。

2.麻醉前用药的种类

麻醉前用药的种类繁多,根据患者的具体情况和手术需求,可以选择不同的药物组合。以下是一些常用的麻醉前用药。

(1)镇静药。如地西泮(安定)、咪达唑仑等,具有镇静、抗焦虑作用,有助于患者放松情绪,减少紧张和恐惧。

(2)镇痛药。如吗啡、哌替啶等,能够减轻患者的疼痛感,提高痛阈,减少应激反应。

(3)抗胆碱药。如阿托品、东莨菪碱等,可以抑制呼吸道分泌物的产生,减少呼吸道梗阻的风险。同时,它们还具有解除平滑肌痉挛和抑制迷走神经兴奋的作用。

(4)抗组胺药。对于已知对某些麻醉药物有过敏反应的患者,可以给予抗组胺药物进行预处理，以降低过敏反应的发生风险。

(5)其他药物。如巴比妥类药物(苯巴比妥等)，具有镇静、催眠和抗惊厥作用，以及肾上腺素等，可以收缩血管，减少麻醉药物的吸收和分布，延长麻醉时间。

3. 麻醉前用药的给药时间

麻醉前用药的给药时间应根据药物的起效时间、半衰期以及手术和麻醉的具体需求来确定。一般来说，麻醉前用药应在手术前30~60min内给予，以确保药物在手术开始时已经发挥作用。

(1)镇静药和镇痛药。这些药物通常需要一定的时间才能发挥作用，因此应在手术前较早的时间给予。例如，地西泮和咪达唑仑等镇静药可以在手术前60min左右给予；而吗啡和哌替啶等镇痛药则可以在手术前30~60min内给予。

(2)抗胆碱药。抗胆碱药的作用时间较短，但起效迅速。因此，它们可以在手术前较短的时间内给予，以确保在手术开始时已经发挥作用。例如，阿托品可以在手术前15~30min内给予。

(3)其他药物。巴比妥类药物和肾上腺素等药物的给药时间也应根据具体情况来确定。一般来说，巴比妥类药物可以在手术前30~60min内给予；而肾上腺素则可以在手术开始前立即给予，以收缩血管并减少麻醉药物的吸收。

三、麻醉过程中的监测与管理

(一)生命体征监测

在肛肠疾病手术麻醉过程中，生命体征的监测是确保患者安全、及时发现并处理异常情况的关键环节。生命体征的平稳是手术成功和术后恢复的重要基础，而血压、心率、呼吸及血氧饱和度的监测则是评估患者生理状态、调整麻醉药物剂量以及预防和处理并发症的重要依据。

1. 血压监测

血压是评估循环系统功能的关键参数，对于肛肠疾病手术患者尤为重要。手术过程中，由于麻醉药物的作用、手术操作的刺激以及患者自身的应激反应，血压可能会发生波动。因此，麻醉师需要持续监测患者的血压，并根据需要进行有创或无创血压监测。

无创血压监测是通过袖带式血压计间接测量患者的动脉血压，具有操作简便、对患者干扰小的优点。在肛肠疾病手术中，无创血压监测通常作为常规监测手段之一，用于评估患者的循环状态。麻醉师应根据手术进程和患者反应，定期测量并记录血压值，以便及时发现并处理低血压或高血压等异常情况。

对于存在严重循环系统疾病或预计手术时间较长、出血较多的患者，可能需要采用有创血压监测。有创血压监测是通过动脉穿刺置管，直接测量动脉内的血压，具有测量准确、能够实时监测血压变化的优点。在肛肠疾病手术中，有创血压监测通常用于高风险患者或复杂手术中，以确保患者循环系统的稳定。

2. 心率监测

心率是反映心脏活动的重要指标，对于评估患者的应激反应、疼痛程度以及麻醉药物的副作用具有重要意义。在肛肠疾病手术麻醉过程中，麻醉师需要通过心电图（ECG）或脉搏血氧饱和度监测仪等设备持续监测患者的心率。

心电图监测能够实时反映心脏的电活动，有助于及时发现心律失常等心脏问题。在手术过程中，麻醉师应密切关注心电图的变化，特别是ST段和T波的改变，以评估患者是否存在心肌缺血或心律失常等风险。

脉搏血氧饱和度监测则是通过测量指尖或耳垂等部位的动脉血氧饱和度，反映氧气在血液中的饱和度。在肛肠疾病手术中，脉搏血氧饱和度监测通常作为常规监测手段之一，用于评估患者的氧合状况。麻醉师应根据患者的血氧饱和度值，及时调整麻醉药物的剂量和通气策略，以确保患者的氧合充分。

3. 呼吸监测

呼吸功能是麻醉过程中需要重点关注的方面之一。麻醉药物可能会影响患者的呼吸功能，导致通气不足或通气过度。因此，麻醉师需要通过监测患者的呼吸频率、呼吸幅度以及呼气末二氧化碳等指标来评估患者的呼吸功能。

呼吸频率和呼吸幅度的监测有助于了解患者的通气状态。在肛肠疾病手术中，麻醉师应定期观察患者的胸廓起伏情况，听诊呼吸音，并记录呼吸频率和呼吸幅度。对于存在呼吸系统疾病或预计手术时间较长、麻醉深度较深的患者，可能需要采用呼吸机辅助通气，以确保患者的通气充分。

呼气末二氧化碳监测则是通过测量患者呼气末的二氧化碳浓度，反映患者的通气状态和肺泡通气效率。在肛肠疾病手术中，呼气末二氧化碳监测通常作为常规监测手段之一，用于评估患者的呼吸功能是否充分。麻醉师应根据呼气末二氧化碳值，及时调整通气策略和麻醉药物的剂量，以确保患者的呼吸功能稳定。

4. 血氧饱和度监测

血氧饱和度是反映患者氧合状况的重要指标，对于评估患者的呼吸功能和循环系统状态具有重要意义。在肛肠疾病手术麻醉过程中，麻醉师需要通过脉搏血氧饱和度监测仪等设备持续监测患者的血氧饱和度。

血氧饱和度的监测有助于及时发现并处理低氧血症等严重并发症。在手术过程中，麻醉师应密切关注血氧饱和度的变化，并根据需要给予氧气吸入或调整麻醉药物的剂量。对于存在呼吸系统疾病、循环系统疾病或预计手术时间较长、出血较多的患者，麻醉师应更加重视血氧饱和度的监测和管理，以确保患者的氧合充分。

（二）麻醉深度判断与调整

在肛肠疾病手术中，麻醉深度的准确判断与适时调整是确保手术安全、减轻患者痛苦以及促进术后恢复的关键环节。麻醉深度的管理不仅依赖于麻醉药物的合理选择与应用，还需紧密结合手术进程和患者的实时反应，以实现个体化、精细化的麻醉管理。

1. 麻醉深度的判断依据

（1）生命体征监测。血压、心率、呼吸及血氧饱和度是评估麻醉深度的基本生命体征。血压的波动可反映麻醉药物对循环系统的影响；心率的变化则与患者的应激反应、疼痛程度及麻醉药物的镇静作用密切相关；呼吸频率与幅度的变化可提示麻醉对呼吸中枢的抑制程度；血氧饱和度则直接反映患者的氧合状态。麻醉师需综合这些指标，动态评估麻醉深度。

(2)脑电图(EEG)监测。EEG通过测量大脑电信号,可间接反映大脑的兴奋程度,进而推断麻醉深度。BIS(脑电双频指数)是对EEG信号进一步加工处理的结果,将复杂的波形转化为数值,范围为0~100,数值越低表示麻醉深度越深。BIS已成为临床上评估麻醉深度的重要工具。

(3)瞳孔反射。瞳孔对光线刺激的反应是评估麻醉深度的直观指标。在麻醉后,使用手电筒短暂照射眼睛,观察瞳孔是否迅速缩小。正常反应是指瞳孔立即且对称地收缩,去除光源后逐渐恢复原状。缓慢或缺失的反应提示大脑功能受抑,可能是麻醉过深的迹象。

(4)自主神经反射。如泪腺分泌、唾液分泌、皮肤温度变化等,也可间接反映麻醉深度。但这些指标易受多种因素影响,如手术刺激、环境温度等,因此需结合其他监测手段综合判断。

2.麻醉深度的调整策略

(1)药物调整。根据手术进程和患者的实时反应,麻醉师需适时调整麻醉药物的剂量和类型。如手术进入关键阶段,需加深麻醉以确保患者无痛且肌肉松弛;而在手术接近尾声时,则需逐渐减浅麻醉,以促进患者苏醒。药物调整可通过静脉注射或吸入麻醉药物实现,具体选择需根据患者的具体情况和手术需求。

(2)呼吸管理。在肛肠手术中,由于操作部位位于下半身,呼吸管理尤为重要。麻醉师需确保患者的呼吸平稳、顺畅,避免呼吸道阻塞和缺氧等情况的发生。可通过调整通气策略、使用呼吸机辅助通气等手段实现。

(3)液体管理。液体输入的管理对于维持患者的水、电解质平衡和血容量稳定至关重要。麻醉师需根据手术需要,合理控制液体的输注速度和量,以避免因液体过多或过少而导致的循环不稳定。

(4)神经阻滞与局部麻醉。在条件允许的情况下,可采用神经阻滞或局部麻醉技术,减少对全身麻醉药物的依赖。这些技术特别适用于四肢手术,可减轻术后疼痛,促进患者早日康复。

(5)目标导向麻醉。以特定的目标为导向,如BIS值、血压、心率等,精确控制麻醉深度。麻醉师需根据这些目标的实时监测结果,及时调整麻醉策略,以确保患者在无痛且舒适的条件下完成手术。

3.麻醉深度管理的注意事项

(1)个体化原则。麻醉深度的管理需遵循个体化原则,根据患者的年龄、体重、病史、过敏史等因素制订个性化的麻醉方案。

(2)密切监测。在手术过程中,麻醉师需持续监测患者的生命体征、麻醉深度等指标,及时发现并处理异常情况。

(3)充分沟通。麻醉师需与手术团队保持密切沟通,了解手术进程和患者的实时反应,以便及时调整麻醉策略。

(4)术后管理。手术结束后,麻醉师需关注患者的苏醒情况、疼痛管理以及术后并发症的预防和处理。

(三)并发症的及时发现与处理

在肛肠疾病手术麻醉过程中,并发症的及时发现与处理是确保患者安全与手术成功的关键环节。其中,呼吸抑制和低血压是两种最为常见的并发症,对它们的有效管理和及时处理至关重要。

1.呼吸抑制的及时发现与处理

(1)呼吸抑制的定义与危害。呼吸抑制是指在麻醉过程中,由于麻醉药物的作用导致患者呼吸功能受到抑制,表现为呼吸频率减慢、呼吸幅度减小,严重时可能导致呼吸暂停,危及患者生命。呼吸抑制的发生与麻醉药物的种类、剂量、给药方式以及患者的个体差异密切相关。

(2)及时发现。麻醉师在手术过程中应密切监测患者的呼吸频率、呼吸幅度以及呼气末二氧化碳浓度等指标。一旦发现呼吸频率明显减慢、呼吸幅度减小或呼气末二氧化碳浓度升高,应高度怀疑呼吸抑制的发生。同时,麻醉师还需注意观察患者的口唇、指甲等末梢部位的颜色,以及胸廓的起伏情况,以进一步确认是否存在呼吸抑制。

(3)及时处理。一旦确认患者发生呼吸抑制,麻醉师应立即采取措施进行处理。首先,应确保患者的呼吸道通畅,必要时可采用托下颌、放置口咽通气道或气管插管等方法。其次,应根据患者的具体情况给予氧气吸入,以提高血氧饱和度。对于呼吸抑制严重的患者,可采用呼吸机辅助通气,以确保患者的通气充分。在处理过程中,麻醉师还需密切监测患者的生命体征,及时调整麻醉药物的剂量和通气策略,直至患者呼吸功能恢复正常。

2.低血压的及时发现与处理

（1）低血压的定义与危害。低血压是指在麻醉过程中，由于麻醉药物的作用导致患者血压下降，低于正常范围。低血压可能导致心脏、大脑等重要器官供血不足，严重时甚至危及生命。低血压的发生与麻醉药物的种类、剂量、给药方式以及患者的血容量、心功能等因素密切相关。

（2）及时发现。麻醉师在手术过程中应持续监测患者的血压变化。一旦发现血压明显下降，且伴有面色苍白、出冷汗、心率增快等症状，应高度怀疑低血压的发生。同时，麻醉师还需注意观察患者的尿量、意识状态以及心电图等指标，以进一步评估低血压的严重程度和可能的原因。

（3）及时处理。对于低血压患者，麻醉师应立即采取措施进行处理。首先，应加快输液速度，补充血容量，以提高血压。对于血容量不足的患者，可采用晶体液或胶体液进行扩容治疗。其次，应根据患者的具体情况调整麻醉药物的剂量和给药方式，以减少对血压的影响。对于心功能不全的患者，可采用强心药物和血管活性药物进行治疗。在处理过程中，麻醉师还需密切监测患者的生命体征和尿量等指标，及时调整治疗方案，直至患者血压恢复正常。

3.并发症预防与处理的整体策略

在肛肠疾病手术麻醉过程中，为预防和处理呼吸抑制、低血压等并发症，麻醉师应采取以下整体策略。

术前评估：全面了解患者的病史、过敏史、心肺功能等情况，制订个性化的麻醉方案。

术中监测：密切监测患者的生命体征、麻醉深度等指标，及时发现并处理异常情况。

药物管理：合理选择麻醉药物和给药方式，严格控制药物剂量，避免药物过量或相互作用导致的并发症。

液体管理：根据患者的血容量和手术需求，合理控制液体的输注速度和量，维持水、电解质平衡。

团队协作：与手术团队保持密切沟通，共同处理手术过程中的异常情况。

术后管理:关注患者的苏醒情况、疼痛管理以及术后并发症的预防和处理。

四、麻醉后的护理与复苏

(一)麻醉后苏醒室的观察与护理

在肛肠疾病手术完成后,患者进入麻醉后苏醒室(PACU)进行密切的观察与护理是至关重要的环节。这一阶段不仅关乎患者的即时恢复情况,还直接影响到后续的治疗效果和康复进程。

1.苏醒室环境准备

苏醒室应保持安静、整洁、温度适宜,确保空气流通,减少噪声干扰,为患者创造一个良好的恢复环境。同时,应配备必要的医疗设备,如心电监护仪、呼吸机、吸引器等,以便在紧急情况下迅速采取救治措施。

2.生命体征监测

心率与血压:患者进入苏醒室后,应立即连接心电监护仪,持续监测心率和血压的变化。心率和血压的波动能够反映患者的循环功能状态,及时发现低血压、心动过速或过缓等异常情况,为及时处理提供依据。

呼吸频率与血氧饱和度:呼吸功能的监测同样重要,通过观察呼吸频率、呼吸幅度以及血氧饱和度,可以评估患者的通气情况,及时发现呼吸抑制、低氧血症等潜在风险。

意识状态:定期评估患者的意识状态,包括清醒程度、定向力、言语反应等,以判断麻醉药物的代谢情况和患者的苏醒程度。

3.疼痛管理

肛肠手术后,患者常会出现不同程度的疼痛。在苏醒室内,护士应根据患者的疼痛评分,及时给予止痛药或镇痛泵治疗,以减轻患者的痛苦,促进舒适睡眠,有利于术后恢复。同时,应关注患者对疼痛的反应,避免疼痛导致的焦虑、恐惧等负面情绪。

4.呼吸道管理

由于肛肠手术多涉及下半身麻醉,患者在苏醒过程中可能会出现呼吸道分泌物增多、舌根后坠等情况,导致呼吸道梗阻。因此,护士应定期评估患者的呼吸情况,及时清理呼吸道分泌物,保持呼吸道通畅。对于存在呼吸道梗阻风险的患者，可考虑使用口咽通气道或气管插管等辅助措施。

5. 体位与活动指导

在苏醒室内，患者应保持平卧位或头高脚低位，以减少伤口的牵拉和出血。随着麻醉药物的逐渐代谢，护士应鼓励患者在床上进行简单的肢体活动，如翻身、抬腿等，以促进血液循环，预防深静脉血栓的形成。同时，应指导患者如何正确咳嗽、咳痰，以减少肺部感染的风险。

6. 出入量管理

苏醒室内应详细记录患者的出入量，包括尿量、输液量等，以评估患者的体液平衡状态。对于尿量减少的患者，应及时调整输液速度和量，以维持水、电解质平衡。同时，应关注患者的饮食情况，根据医嘱给予适当的饮食指导，避免进食刺激性食物和饮料，以免加重病情。

7. 并发症的预防与处理

在苏醒室内，护士应密切观察患者是否出现恶心、呕吐、寒战、低体温等并发症。一旦出现异常情况，应立即报告医生，并根据医嘱采取相应的处理措施。例如，对于恶心、呕吐的患者，可给予止吐药物治疗；对于寒战、低体温的患者，应加强保暖措施，提高室温或使用保暖毯等。

8. 心理支持与健康宣教

在苏醒室内，护士还应关注患者的心理状态，及时给予心理支持和安慰，缓解患者的焦虑和恐惧情绪。同时，应向患者及家属详细介绍术后注意事项、饮食指导、疼痛管理等康复知识，提高患者的自我护理能力，促进术后康复。

（二）疼痛管理

在肛肠疾病手术麻醉后的护理与复苏过程中，疼痛管理是一个至关重要的环节。术后疼痛不仅影响患者的舒适度，还可能影响患者的康复进程和生活质量。因此，合理选择和使用镇痛药物对于减轻患者痛苦、促进康复具有重要意义。

1. 镇痛药物的选择原则

（1）个体化原则。镇痛药物的选择应根据患者的疼痛程度、身体状况、手术类型、既往用药史以及个人对药物的反应等因素进行个体化选择。不同的患者可能需要不同类型的镇痛药物或不同的给药方式。

(2)阶梯用药原则。根据疼痛程度的不同，选择不同强度的镇痛药物。轻度疼痛可以选择非甾体抗炎药(NSAIDs)或弱阿片类药物；中度疼痛可选择中等强度的阿片类药物；重度疼痛则需要使用强阿片类药物，并可联合使用非甾体抗炎药以增强镇痛效果。

(3)安全性原则。在选择镇痛药物时，应充分考虑药物的安全性，避免使用可能对患者造成不良反应的药物。特别是对于老年人、儿童、肝肾功能不全的患者，更应谨慎选择药物。

2. 常用镇痛药物及其使用

(1)非甾体抗炎药。

作用机制：通过抑制环氧化酶(COX)的活性，减少前列腺素的合成，从而减轻炎症反应和组织损伤引起的疼痛。

常用药物：布洛芬、阿司匹林、吲哚美辛等。

使用注意事项：长期使用可能导致胃肠道出血、肝肾功能损害等不良反应，应定期监测相关指标。

(2)阿片类药物。

作用机制：通过作用于中枢神经系统的阿片受体，产生镇痛作用。

常用药物：吗啡、羟考酮、芬太尼等。

使用注意事项：阿片类药物具有强大的镇痛作用，但长期使用可能导致耐受性、依赖性以及一系列不良反应，如便秘、恶心、呕吐、呼吸抑制等。应严格控制药物剂量和给药频率，避免过量使用。

(3)局部麻醉药和镇痛药。

作用机制：通过局部麻醉或镇痛作用，减轻手术部位的疼痛。

常用药物：利多卡因、布比卡因、罗哌卡因等局部麻醉药，以及丁丙诺啡、芬太尼等镇痛药。

使用注意事项：局部麻醉药和镇痛药可以通过局部注射、浸润、喷洒等方式使用，但应注意药物的浓度、剂量和给药方式，避免对周围组织造成损伤。

(4)其他辅助镇痛药物。如抗抑郁药、抗惊厥药、镇静药等，这些药物虽然镇痛效果不如上述药物显著，但在一定程度上能够缓解患者的疼痛感受，并改善其情绪状态。

3. 镇痛药物的给药方式

（1）口服给药。口服给药是最常用的给药方式，方便、快捷且易于控制药物剂量。但应注意药物对胃肠道的刺激作用，以及患者是否存在吞咽困难等问题。

（2）静脉注射。静脉注射可以快速达到镇痛效果，适用于急性疼痛或需要迅速控制疼痛的情况。但应注意药物的浓度和给药速度，避免发生不良反应。

（3）肌内注射。肌内注射也是一种常用的给药方式，适用于无法口服或静脉注射的患者。但应注意药物的吸收速度和半衰期，以及患者是否存在肌肉痉挛等问题。

（4）局部给药。局部给药可以通过局部麻醉或镇痛作用减轻手术部位的疼痛，如局部注射、浸润、喷洒等方式。但应注意药物的浓度、剂量和给药方式，避免对周围组织造成损伤。

4. 疼痛管理的注意事项

（1）定期评估疼痛程度。术后应定期评估患者的疼痛程度，根据疼痛评分调整镇痛药物的剂量和给药方式。

（2）关注药物不良反应。镇痛药物可能导致一系列不良反应，如恶心、呕吐、便秘、呼吸抑制等。在使用过程中应密切监测患者的生命体征和不良反应情况，及时处理。

（3）个体化康复计划。根据患者的具体情况制订个体化康复计划，包括疼痛管理、饮食指导、运动锻炼等，以促进患者的全面康复。

（三）麻醉后并发症的预防与处理

在肛肠疾病手术麻醉后的护理与复苏过程中，预防和处理各种麻醉后并发症是确保患者顺利康复的关键。其中，恶心、呕吐和尿潴留是较为常见的并发症，需要医护人员密切关注并采取有效的预防和处理措施。

1. 恶心与呕吐的预防与处理

恶心与呕吐是麻醉后常见的并发症之一，尤其在腰麻或全身麻醉后更为常见。这些反应可能与麻醉药物的副作用、手术刺激、术后疼痛以及患者自身的体质等多种因素有关。

（1）预防措施。

选择合适的麻醉方式：尽量选用对患者刺激较小的麻醉方式，如局部麻醉或硬膜外麻醉，以降低术后恶心、呕吐的发生率。

术前准备：术前应详细询问患者的病史，了解患者是否有恶心、呕吐的病史，以便制订个性化的预防方案。同时，术前应禁食禁水，以减少术后呕吐的风险。

术后体位：术后患者应保持去枕平卧的体位，以减少对胃肠道的刺激，降低恶心、呕吐的发生率。

（2）处理措施。

药物治疗：对于已经出现恶心、呕吐的患者，可以给予止吐药物，如昂丹司琼、托烷司琼等，以缓解症状。

保持呼吸道通畅：呕吐时，应确保患者的呼吸道通畅，避免呕吐物误吸引起窒息。

观察病情：密切观察患者的病情变化，如呕吐次数、呕吐物的性质等，以便及时调整治疗方案。

2. 尿潴留的预防与处理

尿潴留是肛肠疾病手术后常见的并发症之一，主要表现为排尿困难、尿液无法排出。尿潴留的发生与麻醉药物的副作用、手术刺激、术后疼痛以及患者自身的体质等多种因素有关。

（1）预防措施。

选择合适的麻醉方式：与恶心、呕吐的预防相似，选择合适的麻醉方式可以降低尿潴留的发生率。

术后及时排尿：术后应鼓励患者尽早排尿，避免膀胱过度充盈。对于排尿困难的患者，可以尝试使用热敷、按摩等方法促进排尿。

控制液体摄入量：术后应根据医生建议适量饮水，避免过度饮水导致膀胱过度充盈。

（2）处理措施。

药物治疗：对于排尿困难严重的患者，可以给予药物控制，如α受体阻滞剂、胆碱能受体激动剂等，以缓解尿道阻力，促进排尿。

导尿治疗：对于药物治疗无效的患者，可以考虑进行导尿治疗。导尿时应注意无菌操作，避免尿路感染。

观察病情：密切观察患者的病情变化，如排尿情况、尿液性质等，以便及时调整治疗方案。

3.其他并发症的预防与处理

除了恶心、呕吐和尿潴留外，肛肠疾病手术后还可能出现其他并发症，如出血、感染、疼痛等。这些并发症的预防与处理同样重要。

(1)预防措施。

术前准备：术前应详细询问患者的病史，了解患者的凝血功能、感染史等，以便制订个性化的预防方案。

术中操作：术中应严格遵循无菌操作原则，减少手术创伤，降低出血和感染的风险。

术后护理：术后应密切观察患者的病情变化，及时更换敷料，保持伤口清洁干燥，避免感染。

(2)处理措施。

药物治疗：对于出血、感染等并发症，可以给予相应的药物治疗，如止血药、抗生素等。

物理治疗：对于疼痛严重的患者，可以给予物理治疗，如红外线照射、微波治疗等，以缓解疼痛。

手术治疗：对于部分严重的并发症，如大量出血、严重感染等，可能需要再次进行手术治疗。

第二节 肛肠疾病手术治疗方式

一、传统手术方式

(一)肛瘘切除术

肛瘘切除术是治疗肛瘘的一种经典手术方式，特别适用于低位单纯性肛瘘和部分结核性肛瘘。该手术通过切除瘘管及其周围病变组织，达到治愈肛瘘的目的。

1.手术步骤

（1）术前准备。患者需保持截石位或胸膝卧位，便于手术操作。肛门周围皮肤进行彻底消毒，铺无菌巾，确保手术区域的无菌状态。

进行肛门局部浸润麻醉，有时也采用低位瘘管麻醉或鞍麻，以减轻患者术中疼痛。

（2）寻找瘘管。使用探针从肛瘘的外口沿瘘管方向探入，直至找到内口。若瘘管复杂，可注入少量亚甲蓝或双氧水帮助定位。

（3）切除瘘管。用电刀或手术刀沿探针槽沟切开瘘管，确保瘘管及其周围病变组织被完整切除。切开瘘管两侧的正常皮肤，用组织钳提起瘘管外端，将整个瘘管及其周围瘢痕组织切除至健康组织。

（4）止血与创面处理。对出血点进行结扎或缝扎止血，确保手术区域无活动性出血。创面敞开，不予以缝合，以便引流和愈合。若创面较大，可部分缝合，部分敞开，并填入凡士林纱布以促进愈合。

（5）术后检查。仔细检查手术区域，确保瘘管及其周围病变组织已被完全切除。清点手术器械和纱布，确保无异物遗留。

2.适应证

肛瘘切除术主要适用于低位单纯性肛瘘，即瘘管位置较低，且只有一个内口和一个外口，以及结核性肛瘘，且患者无全身活动性结核病灶。

然而，高位复杂性肛瘘由于瘘管位置高、分支多，手术难度大，不宜采用肛瘘切除术，而需采用其他手术方式如挂线疗法等。

3.术后处理

（1）疼痛管理。术后给予镇痛药物，以减轻患者疼痛。鼓励患者适当活动，促进血液循环，有利于伤口愈合。

（2）伤口护理。保持伤口清洁干燥，定期更换敷料。使用高锰酸钾温水坐浴，有助于减轻炎症和促进愈合。

（3）饮食调整。术后饮食宜清淡，避免辛辣、刺激性食物。多吃新鲜水果和蔬菜，保持大便通畅。

（4）排便管理。术后控制大便，以防敷料松脱引起创口出血。便后及时清洗伤口，避免粪便残留引发感染。

(5)定期复查。术后定期复诊,以便医生及时了解伤口愈合情况。根据伤口愈合情况调整治疗方案。

(二)痔疮切除术

1.内痔的手术方法

内痔主要位于齿状线以上,通常表现为无痛性出血和脱垂。

(1)内痔结扎术。通过结扎内痔的基底部,使其缺血坏死,最终脱落。这种方法适用于较小的内痔。

(2)内痔胶圈套扎术。使用特制的胶圈套扎在内痔的根部,利用胶圈的弹性阻断痔的血运,使痔缺血、坏死,然后脱落愈合。这种方法适用于Ⅰ、Ⅱ、Ⅲ度内痔。

(3)PPH术。利用圆形吻合器经肛门环形切除齿状线近端黏膜下层组织,同时完成吻合,使肛垫上移并恢复其正常解剖位置。这种方法适用于环状脱垂的Ⅲ度和Ⅳ度内痔和反复出血的Ⅱ度内痔。

2.外痔的手术方法

外痔位于齿状线以下,通常伴有疼痛和不适感。

(1)痔切除术。直接切除外痔组织,适用于血栓性外痔、静脉曲张性外痔和结缔组织性外痔。这种方法能够彻底去除病灶,但术后疼痛较为明显。

(2)剥离结扎切除术。先对痔核进行剥离结扎,阻断血运,使其萎缩,然后再进行手术切除。这种方法适用于较大的静脉曲张性外痔。

3.混合痔的手术方法

混合痔是指内痔和外痔在同一方位相互贯通融合,形成一个整体。针对混合痔的手术方法需要结合内痔和外痔的手术原则进行。

(1)外剥内扎术。在外痔部分做“V”形切口,剥离外痔静脉丛至齿状线,然后在内痔基底部结扎,并切除多余组织。这种方法适用于混合痔的各个分期。

(2)PPH术结合外痔切除术。对于环状混合痔,可以先进行PPH手术,再切除残留的外痔组织。这种方法能够减少术后疼痛,促进恢复。

4.术后处理

无论采用哪种手术方法,术后处理都至关重要。术后患者应保持肛门清洁干燥，定期更换敷料，避免感染。同时，饮食宜清淡易消化，避免辛辣刺激性食物，保持大便通畅。术后疼痛管理也是关键，可以使用镇痛药物减轻患者痛苦。此外，患者还需遵循医嘱进行定期复查，以便医生及时了解伤口愈合情况，调整治疗方案。

（三）肛裂切除术

肛裂切除术是治疗肛裂的一种经典手术方式，其原理是通过切除肛裂及其周围的病变组织，促进创面的愈合，从而恢复肛门的正常功能。

1.手术原理

肛裂切除术的主要原理是切除肛裂及其周围的三角状皮肤，包括前哨痔、肥大肛乳头以及部分内括约肌。通过切除这些病变组织，可以消除肛裂的病灶，促进创面的愈合。同时，切除部分内括约肌可以松弛肛管，减轻肛门括约肌的张力，有助于肛裂的愈合和预防复发。

2.操作技巧

（1）麻醉与体位。手术通常采用腰骶麻醉或局部麻醉。患者取侧卧位、截石位或俯卧折刀位，便于手术操作。

（2）寻找肛裂。使用肛门镜或隐窝钩探查，找到肛裂的位置及其与隐窝的沟通情况。

（3）切口设计。在肛裂的外侧，沿肛裂溃疡面向肛缘外做放射状梭形切口，确保切口能够完整切除肛裂及其周围的病变组织。

（4）切除病变组织。沿切口用小血管钳夹住溃疡边缘，分离至溃疡基底部，全部切除肛裂、前哨痔、肥大肛乳头以及部分内括约肌。

（5）止血与创面处理。仔细止血，确保手术区域无活动性出血。创面敞开，不予以缝合，以便引流和愈合。使用凡士林纱布覆盖创面，加压包扎。

（6）术后检查。检查手术区域，确保病变组织已被完全切除，无异物遗留。

3.术后护理

（1）疼痛管理。术后给予镇痛药物，以减轻患者疼痛。鼓励患者适当活动，促进血液循环，有利于伤口愈合。

（2）伤口护理。保持伤口清洁干燥，定期更换敷料。使用高锰酸钾温水坐浴，有助于减轻炎症和促进愈合。避免使用含有香料和化学成分的沐浴液和肥皂，以免刺激伤口。

(3)饮食调整。术后饮食宜清淡易消化，多食用富含膳食纤维的食物，如蔬菜、水果等，以保持大便通畅。避免辛辣、刺激性食物，以免刺激伤口。

(4)排便管理。术后控制大便，避免过度用力排便，以免伤口破裂或引发其他并发症。可以适当使用缓泻剂或开塞露等辅助排便。

(5)定期复查。术后按医嘱定期复查，以便医生及时了解伤口愈合情况，调整治疗方案。如有出血、肿胀、疼痛等异常情况，应及时就医。

二、微创手术方式

(一)PPH术

PPH术，全称为吻合器痔上黏膜环切术，是一种基于肛垫学说发展起来的微创手术方式，主要用于治疗环状脱垂痔等肛肠疾病。该手术通过环形切除齿状线上方的直肠黏膜及黏膜下层组织，同时吻合远近两端直肠黏膜，以达到阻断痔区静脉血流、悬吊痔核并恢复肛垫正常解剖位置的目的。

1. 手术原理

PPH术的原理主要基于肛垫学说，即认为痔疮的发生与肛垫的病理性肥大和下移有关。手术时，利用吻合器在齿状线上方2~4cm处环形切除一段直肠黏膜及黏膜下层组织，同时将远近两端直肠黏膜吻合。这一操作不仅阻断了痔区的静脉血流，减少了痔核的血液供应，还通过悬吊作用将脱垂的肛垫组织上提，使其恢复到正常的解剖位置。此外，由于吻合器的使用，手术创伤小，出血少，术后恢复快。

2. 适应证

PPH术适用于多种痔疮类型，特别是环状脱垂痔、严重痔脱垂、内痔、混合痔以及伴有轻度脱肛与直肠黏膜内脱的患者。对于中老年患者、注重效率的白领人群以及传统治疗复发者，PPH术也显示出显著的治疗效果。然而，对于血栓性外痔、赘皮外痔及以外痔为主的混合痔，PPH术并非最佳适应证。

3.操作要点

（1）术前准备。患者需进行肠道准备，排空肠道内容物，以减少术中污染和术后并发症。同时，进行必要的检查和评估，确保患者适合进行PPH术。

（2）麻醉与体位。通常采用腰麻或全麻。患者取截石位，便于手术操作。

（3）扩肛与置入扩张器。适度扩张肛门，将PPH手术配套的透明环形肛管扩张器插入肛内并固定。

（4）荷包缝合。在齿状线上方3~4cm处，用可吸收线进行直肠黏膜下层荷包缝合，确保缝合线位于同一水平面上。

（5）置入吻合器并击发。将吻合器张开到最大限度，经肛管扩张器将其头端插入到荷包缝合线的上方。逐一收紧缝线并打结，然后用配套的持线器经吻合器的侧孔将缝线拉出。收紧吻合器并击发，保持其处于关闭状态约20s。

（6）检查与止血。将吻合器完全松开并轻轻拔出，检查吻合口是否有出血。如有出血，用纱布填塞或缝扎止血。

（7）术后处理。术后患者需保持成型大便，避免腹泻及便秘，以免对伤口造成刺激。同时，观察刀口情况，定期换药并使用栓剂以充分扩张吻合口，预防吻合口狭窄。

（二）TST术

TST术，全称为选择性痔上黏膜切除术，是一种在PPH术基础上发展而来的新型微创手术方式，主要用于治疗内痔、混合痔等肛肠疾病。与PPH术相比，TST术在保留正常组织结构的前提下，对异常增生的肛垫进行处理，具有更高的精确性和安全性。

1.与PPH术的比较

（1）手术原理。PPH术是通过环形切除齿状线上方的直肠黏膜及黏膜下层组织，同时吻合远近两端直肠黏膜，以达到阻断痔区静脉血流并悬吊痔核的目的。

TST术则是通过特制的肛门镜伸入肛管内，对多余肥大、病变的肛乳头、肛垫等进行套扎或切除，使其逐渐萎缩、脱落，同时保留正常的肛垫及黏膜桥，维护肛门的精细功能。

（2）适应证。PPH术适用于多种痔疮类型，特别是环状脱垂痔、严重痔脱垂、内痔、混合痔等。

TST术则更适用于内痔、混合痔等疾病，尤其是对那些希望保留更多正常组织结构的患者更为适宜。

（3）创伤与恢复。PPH术需要切开皮肤及深层组织，对患者创伤相对较大，术后恢复时间较长。

TST术则创伤更小，术后恢复更快，患者通常可以在较短时间内恢复正常的工作和生活。

（4）并发症。PPH术可能出现的并发症包括出血、感染、尿潴留等，且由于手术涉及肛门括约肌功能的重建，恢复期可能较长。

TST术则并发症相对较少，且由于保留了正常的肛垫及黏膜桥，对括约肌损伤较小，术后肛门功能恢复更快。

2.TST术的优势

（1）精确定位。TST术使用特制的肛门镜，能够精确地定位脱垂的黏膜，从而成功、安全地选择性切除脱垂部位的痔上黏膜。这种精确的定位可以更好地符合衬垫下移理论，减少手术创伤，提高手术效果。

（2）疼痛轻微。TST术在受自主神经控制的直肠黏膜区进行，对于切割不敏感，因此手术疼痛轻微，使患者更加舒适。

（3）安全性高。TST术不会遗留瘢痕，也不会破坏肛垫的生理功能和直肠与肛管的正常结构和外观。这避免了肛门狭窄、失禁等并发症的发生，与传统治疗方法相比，治疗安全性更高。

（4）恢复时间短。由于TST术治疗的创伤更小，患者术后恢复更快。大多数患者术后5～7d就可以基本恢复，开始正常的工作和生活。

（三）其他微创手术技术

在肛肠疾病的手术治疗中，激光和超声刀作为两种先进的微创手术技术，正逐渐被广泛应用于临床实践。这两种技术以其独特的优势，为患者提供了更为安全、有效、微创的治疗选择。

1.激光在肛肠手术中的应用

激光手术在肛肠领域的应用，特别是在痔疮的治疗上，已经取得了显著的成效。激光痔疮治疗具有微创、痛苦小、出血少、恢复快等优点。通过激光的高能量密度,可以精确地对痔疮组织进行切割、凝固和汽化,从而达到治疗的目的。

(1)精确切割。激光能够精确地切割痔疮组织,避免了对周围正常组织的损伤。同时,激光的止血效果也非常显著,减少了手术过程中的出血。

(2)微创治疗。激光手术的创伤小,术后疼痛轻微,患者恢复快。这使得患者能够更快地恢复正常的工作和生活。

(3)适用范围广。激光手术不仅适用于内痔、外痔的治疗,还适用于混合痔、肛瘘、肛裂等多种肛肠疾病的治疗。

(4)安全性高。激光手术的安全性高,并发症少。激光的高能量密度能够迅速破坏病变组织,同时减少对周围组织的损伤,降低了术后感染的风险。

2.超声刀在肛肠手术中的应用

超声刀作为一种新型的高频电刀,也在肛肠手术中得到了广泛的应用。它利用高频超声波产生的振动能量,对组织进行切割和凝固,从而达到治疗的目的。

(1)止血效果可靠。超声刀具有优异的止血效果,能够在切割的同时凝固血管,减少术中出血。这对于肛周及直肠周围血管丰富的区域尤为重要。

(2)创伤小、恢复快。超声刀的切割精确度高,对周围组织的损伤小。术后创面平整,水肿轻微,患者恢复快。

(3)操作简便。超声刀的操作相对简便,医生可以更容易地控制切割深度和范围,提高了手术的精确性和安全性。

(4)适用范围广。超声刀适用于多种肛肠手术,包括肛周脓肿切开引流术、肛瘘切除术、肛裂切除术等。

三、腹腔镜手术在肛肠疾病中的应用

(一)腹腔镜直肠手术的适应证与禁忌证

腹腔镜直肠手术作为现代微创手术的重要组成部分,已经在肛肠疾病的治疗中展现出其独特的优势。该手术通过腹腔镜的放大作用和多角度观察能力，使医生能够在直视下更精确地操作，从而减少了手术创伤，加快了术后恢复速度。然而，并非所有肛肠疾病患者都适合接受腹腔镜直肠手术，其适应证与禁忌证需要严格把握。

1.适应证

（1）早期直肠癌。腹腔镜直肠癌根治术适用于T1和T2期的直肠癌患者，即肿瘤侵犯黏膜下层或肌层，但未侵犯浆膜层。对于这些患者来说，手术切除可以有效地控制病情，提高生存率。

（2）无远处转移的患者。腹腔镜直肠癌根治术同样适用于没有远处转移的患者。如果患者已经出现了肝、肺等器官的转移，那么手术治疗的效果会大打折扣。

（3）直肠良、恶性肿瘤。除了早期直肠癌，腹腔镜直肠手术还适用于直肠良性肿瘤、多发性息肉以及部分需要切除的炎性病灶。

（4）年龄适宜的患者。腹腔镜直肠手术通常适用于年龄相对较轻的患者，尤其是60岁以下的患者。随着年龄的增长，身体的免疫力和耐受力可能会下降，手术的风险也会相应增加。

（5）对美观有要求的患者。由于腹腔镜手术切口小、分散且隐蔽，愈合后不影响美观，因此特别适合对手术切口外观有要求的患者。

2.禁忌证

（1）一般禁忌证。

①心、肺、肝、肾等功能障碍或不全者。

②有严重出、凝血功能障碍的患者。

③过度肥胖者，因为肥胖可能增加手术难度和并发症风险。

④既往手术造成腹腔严重粘连者，因为粘连可能增加手术分离的难度和风险。

（2）特殊禁忌证。

①肠梗阻（包括大、小肠梗阻）者，因为肠梗阻可能增加手术并发症的风险。

②大肠自发性穿孔和创伤造成的迟发性穿孔者，因为穿孔可能导致腹腔感染，增加手术风险。

③肿瘤过大并已浸润邻近脏器，如子宫、膀胱、输尿管、小肠、十二指肠等的患者，因为这类患者的手术难度大，且术后复发风险高。

④妊娠期患者，因为手术可能对胎儿造成不良影响。

（二）腹腔镜手术的操作流程与技巧

1.操作流程

（1）术前准备。患者需进行全面的身体检查，包括血常规、凝血功能、肝肾功能、心电图等，以评估身体能否耐受手术。术前禁食禁水，以防止术中呕吐引起窒息。对手术部位进行清洁和标记，建立静脉通道，便于术中给药和补液。

（2）麻醉与体位。通常采用全身麻醉，确保手术过程中患者无痛且肌肉松弛。患者取截石位或头低脚高位，便于手术操作。

（3）建立气腹。在患者肚脐或腹部其他合适位置做一小切口，插入气腹针，向腹腔内注入二氧化碳气体，使腹腔膨胀起来，为手术提供足够的操作空间。

（4）放置腹腔镜与器械。通过切口插入腹腔镜，连接光源和摄像头，将腹腔内的图像传输到显示器上。

根据手术需要，在腹部其他合适部位再做几个小切口，插入相应的手术器械，如分离钳、电凝钩等。

（5）手术操作。医生通过观察显示器上的图像，使用手术器械进行精准操作。对于肛肠疾病，如直肠癌，需进行直肠系膜切除、淋巴结清扫等步骤。使用电凝、超声刀等设备止血和切割组织，确保手术顺利进行。

（6）关闭切口。手术结束后，将小切口缝合起来，并覆盖敷料，促进伤口愈合。

2.操作技巧

（1）精准定位与操作。利用腹腔镜的放大作用和多角度观察能力，精确定位病变部位，确保手术操作的准确性。

（2）减少创伤。尽量使用小切口，减少手术创伤，加快术后恢复速度。使用电凝、超声刀等设备止血和切割组织，减少出血和损伤。

（3）保护周围组织。在手术过程中，注意保护周围正常组织，避免不必要的损伤。使用分离钳等工具时,要轻柔操作,避免过度牵拉和挤压。

(4)淋巴结清扫。对于直肠癌等恶性肿瘤,要进行彻底的淋巴结清扫,以提高手术效果。

(5)术后处理。术后密切观察患者生命体征,及时处理并发症。指导患者进行适当的活动和饮食调整,促进术后恢复。

(三)腹腔镜手术与传统手术的优缺点比较

1.腹腔镜手术的优点

(1)创伤小。腹腔镜手术通过腹壁上的小切口进行,避免了传统手术的大切口,从而减少了手术创伤和术后疼痛。这有助于患者更快地恢复活动能力,减少住院时间。

(2)出血少。腹腔镜手术中使用的电凝、超声刀等设备能够精确止血,减少了术中出血,降低了输血的风险。

(3)术后恢复快。由于创伤小、出血少,腹腔镜手术后的患者通常能够更快地恢复正常饮食和活动,减少了术后恢复时间。

(4)并发症少。腹腔镜手术减少了术后感染、肠粘连等并发症的风险,因为小切口减少了细菌进入腹腔的机会,同时避免了腹腔内的大范围操作。

(5)美观性好。腹腔镜手术的切口小且隐蔽,愈合后疤痕小,更符合现代人对美观的追求。

2.腹腔镜手术的缺点

(1)手术时间长。相对于传统手术,腹腔镜手术需要更长的准备和操作时间,因为医生需要熟悉腹腔镜设备的使用,并确保手术的精确性。

(2)手术费用高。腹腔镜手术所需的设备和技术相对复杂,因此手术费用通常高于传统手术。

(3)技术门槛高。腹腔镜手术需要医生具备较高的操作技巧和经验,对医生的培训和技术要求较高。

(4)适应证限制。虽然腹腔镜手术在肛肠疾病的治疗中应用广泛,但仍有一些复杂或特殊的病例可能不适合腹腔镜手术,如肿瘤过大、粘连严重等。

3. 传统手术的优点

(1)手术时间短。传统手术的操作相对简单,不需要复杂的设备和准备,因此手术时间通常较短。

(2)手术费用低。传统手术所需的设备和材料相对简单,手术费用相对较低。

(3)适应证广泛。传统手术适用于各种复杂和特殊的病例,不受肿瘤大小、粘连程度等因素的限制。

4. 传统手术的缺点

(1)创伤大。传统手术需要较大的切口,手术创伤大,术后疼痛明显,恢复时间长。

(2)出血多。传统手术中止血相对困难,出血较多,增加了输血的风险。

(3)并发症多。传统手术后容易出现感染、肠粘连等并发症,影响患者的术后恢复和生活质量。

四、手术方式的个体化选择

(一)根据患者病情、年龄、身体状况选择手术方式

1. 根据患者病情选择手术方式

(1)疾病类型与严重程度。肛肠疾病的种类繁多,包括痔疮、肛裂、肛瘘、肛周脓肿、直肠癌等。不同类型的疾病需要采取不同的手术方式。例如,痔疮的治疗可能包括激光手术、微创手术或传统手术,具体取决于痔疮的类型、大小和位置。对于直肠癌,根据肿瘤的分期和位置,可能需要选择根治性手术、姑息性手术或放化疗结合的治疗方案。

(2)病变范围与扩散情况。疾病的扩散程度和病变范围也是选择手术方式的重要依据。例如,对于早期直肠癌,根治性手术是首选;而对于晚期或转移性的直肠癌,可能需要考虑放化疗或姑息性手术。

2. 根据患者年龄选择手术方式

(1)年轻患者。年轻患者通常身体状况较好,对手术的耐受性较高。

在选择手术方式时，可以优先考虑微创手术，如腹腔镜手术，以减少手术创伤、加快术后恢复。同时，对于年轻患者，应尽可能保留肛门功能和排便功能，以提高生活质量。

(2)老年患者。老年患者往往伴有多种基础疾病，如高血压、糖尿病、冠心病等，对手术的耐受性较差。在选择手术方式时，需要充分考虑患者的身体状况和手术风险。对于身体状况较差的老年患者，可以考虑采用姑息性手术或放化疗等保守治疗手段。

3.根据患者身体状况选择手术方式

(1)基础疾病情况。患者的基础疾病状况对手术方式的选择具有重要影响。例如，对于患有严重心脏疾病的患者，在选择手术方式时需要谨慎，避免手术过程中发生心血管意外。对于糖尿病患者，需要特别注意术后感染和伤口愈合的问题。

(2)营养状况与免疫力。患者的营养状况和免疫力也是选择手术方式的重要考虑因素。营养不良和免疫力低下的患者，术后容易发生感染和并发症，因此需要选择创伤小、恢复快的手术方式。

(二)考虑患者对手术的接受程度和心理因素

1.患者对手术的接受程度

(1)手术认知与期望。患者对手术的认知程度和期望值是决定其接受程度的关键因素。部分患者可能对手术存在恐惧、焦虑或误解，这可能导致他们对手术产生抵触情绪。因此，医生在手术前应与患者进行充分的沟通，解释手术的目的、过程、风险和预期效果，帮助患者建立正确的手术认知，提高其接受度。

(2)手术创伤与恢复。不同的手术方式带来的创伤程度和恢复时间各不相同。患者在选择手术方式时，通常会考虑手术的创伤大小、恢复时间和对生活的影响。医生应根据患者的具体情况，推荐创伤小、恢复快的手术方式，以满足患者的期望和需求。

2.心理因素对手术方式选择的影响

肛肠疾病患者往往因疼痛、排便困难等症状而产生焦虑、抑郁等心理问题。这些心理问题不仅影响患者的日常生活，还可能对手术方式的选择和术后恢复产生负面影响。因此，医生在手术前应对患者进行心理评估，必要时提供心理咨询或治疗，以缓解患者的心理压力，提高其手术接受度和术后恢复质量。

患者对医生的信任和依从性也是影响手术方式选择的重要因素。信任医生的患者更可能接受医生的建议，选择最适合自己的手术方式。同时，依从性好的患者更可能按照医生的指导进行术后护理和康复，从而促进手术的成功和术后恢复。

3. 个体化手术方式选择中的心理考量

在选择手术方式时，医生应尊重患者的意愿和选择。对于存在心理顾虑的患者，医生应耐心倾听、细致解释，帮助患者消除疑虑，建立信心。

医生应根据患者的具体情况，提供多种手术方式供患者选择。同时，应向患者详细解释每种手术方式的优缺点，帮助患者做出明智的决策。

手术后，医生应继续关注患者的心理状态，提供必要的心理支持和辅导。这有助于缓解患者的焦虑、抑郁等心理问题，促进其身心全面恢复。

（三）综合评估手术风险与收益，制订个体化手术方案

1. 手术风险评估

（1）并发症风险。在制订手术方案前，医生需全面评估患者可能出现的手术并发症风险，如感染、出血、神经损伤、肠道功能障碍等。这要求医生具备丰富的专业知识和临床经验，能够根据患者的具体情况预测潜在风险。

（2）恢复风险。除了手术过程中的风险，术后的恢复风险同样不容忽视。医生需考虑患者的身体状况、营养状况、基础疾病等因素，评估术后恢复可能面临的挑战，如伤口愈合困难、肠道功能恢复慢等。

（3）心理风险。手术对患者心理的影响也不容小觑。医生需关注患者的心理状态，评估手术可能带来的焦虑、抑郁等心理问题，并制定相应的心理干预措施。

2. 手术收益评估

（1）治疗效果。手术的主要目的是改善或治愈疾病。医生需评估不同手术方式对患者病情的改善程度，以及手术成功后的长期治疗效果。

（2）生活质量提升。除了治疗效果，手术还需考虑对患者生活质量

的影响。医生需评估手术后患者是否能够恢复正常的日常生活和工作，以及手术对患者心理状态、社交关系等方面的积极影响。

(3)经济收益。手术的经济成本也是评估手术收益时需要考虑的因素。医生需权衡手术费用、术后康复费用与患者家庭经济状况之间的关系，确保手术方案既经济又有效。

3. 制订个体化手术方案

在综合评估手术风险与收益的基础上，医生需结合患者的具体情况，制订个体化的手术方案。这包括选择合适的手术方式、手术时机、麻醉方式以及术后康复计划等。个体化手术方案旨在确保患者在获得最佳治疗效果的同时，尽可能地降低手术风险，提高术后生活质量。

在制订个体化手术方案时，医生还需与患者及其家属进行充分的沟通，解释手术方案的选择依据、可能的风险与收益，以及术后康复的注意事项等。这有助于增强患者对手术的信心，提高手术接受度，促进术后康复。

第三节 肛肠疾病手术治疗的并发症处理

一、术中并发症的处理

(一)出血

1. 出血的原因

(1)手术操作因素。手术过程中，由于操作不当或技术不熟练，可能导致血管损伤，进而引发出血。结扎线滑脱或结扎不牢固，也可能导致术后出血。

(2)患者自身因素。患者存在凝血功能障碍，如血小板减少、凝血因子缺乏等，会增加手术出血的风险。长期服用抗凝药物的患者，如阿司匹林、华法林等，在手术前未停药或停药时间不足，也可能导致术中或术后出血。

(3)疾病本身因素。某些肛肠疾病，如内痔、肛裂等，其病灶部位血管丰富，手术时容易出血。肿瘤侵犯血管，导致血管壁脆弱，手术时也容易发生出血。

2. 出血的预防措施

（1）术前准备。详细了解患者的病史和用药情况，对于长期服用抗凝药物的患者，应提前停药并监测凝血功能。完善术前检查，评估患者的凝血状态和手术风险。

（2）术中操作。手术过程中应谨慎操作，避免损伤血管。使用电凝、超声刀等止血设备，确保出血点得到及时、有效的止血。结扎血管时，应确保结扎牢固，避免结扎线滑脱。

（3）术后护理。术后密切观察患者的生命体征和伤口情况，及时发现并处理出血。保持大便通畅，避免用力排便导致伤口出血。

3. 出血的处理措施

（1）轻微出血。对于出血量较少、不影响生命体征的轻微出血，可采取局部压迫、冷敷等物理方法止血。必要时，可给予止血药物，如血凝酶、维生素K等。

（2）严重出血。对于出血量较大、危及患者生命的严重出血，应立即打开静脉通路，给予补液、输血等抗休克治疗。同时，应迅速找到出血点，采取电凝、缝合、结扎等止血措施。如出血无法控制，应及时转送手术室进行二次手术止血。

（二）脏器损伤

1. 脏器损伤的识别

（1）术中直接观察。在手术过程中，医生应始终保持高度的警惕性，通过直接观察手术视野内的组织结构，及时发现任何异常的解剖结构或出血点，这可能是脏器损伤的直接证据。

（2）生命体征监测。术中密切监测患者的生命体征，如心率、血压、呼吸频率等，任何异常的波动都可能提示脏器损伤的发生。特别是血压的急剧下降，往往是腹腔内大出血的征兆。

（3）影像学辅助。对于复杂的手术或疑似脏器损伤的情况，术中或术后可通过超声、CT等影像学检查手段，帮助确认损伤的部位和程度。

2.脏器损伤的评估

(1)损伤部位与程度。一旦识别出脏器损伤,应迅速评估损伤的部位(如直肠、膀胱、输尿管等)和程度(如部分损伤、完全断裂、穿孔等)。

(2)生命体征稳定性。评估患者的生命体征是否稳定,包括血压、心率、呼吸和意识状态,以判断是否需要紧急处理。

(3)并发症风险。考虑脏器损伤可能引发的并发症,如感染、腹膜炎、瘘管形成等,以及这些并发症对患者长期预后的影响。

3.脏器损伤的处理流程

(1)紧急处理。对于生命体征不稳定的患者,应立即进行紧急处理,包括止血、补液、输血等,以维持患者的生命体征稳定。

(2)损伤修复。根据损伤的部位和程度,选择合适的修复方法。对于部分损伤,可采用缝合、结扎等方法进行修复;对于完全断裂或穿孔的脏器,可能需要进行部分切除或重建手术。

(3)术后监测与管理。术后应密切监测患者的生命体征和伤口情况,及时发现并处理任何潜在的并发症。同时,给予患者适当的营养支持和抗感染治疗,促进伤口愈合和脏器功能恢复。

(4)长期随访与康复。对于经历脏器损伤的患者,应进行长期的随访和康复指导,监测患者的脏器功能恢复情况,及时发现并处理任何潜在的健康问题。

(三)麻醉并发症

1.呼吸系统的紧急处理

(1)呼吸抑制的识别。在麻醉过程中,呼吸抑制可能表现为呼吸频率减慢、潮气量减少、血氧饱和度下降等症状。一旦发现这些症状,应立即停止或减少麻醉药物的输注,并准备进行呼吸支持。

(2)保持呼吸道通畅。确保患者的呼吸道通畅是处理呼吸抑制的首要任务。这包括调整头颈位置、使用口咽通气道或气管插管等方法,以保持呼吸道开放。

(3)辅助呼吸。对于呼吸抑制严重的患者,应立即给予辅助呼吸,如使用呼吸机进行机械通气,或进行人工呼吸等。同时,监测血氧饱和度,确保氧气的有效供应。

（4）药物治疗。在某些情况下，可能需要使用呼吸兴奋剂或其他药物来增强患者的呼吸功能。然而，药物的使用应谨慎，避免与麻醉药物产生不良反应。

2.循环系统的紧急处理

（1）心律失常的识别。心律失常可能表现为心率增快、减慢、不齐等症状。在麻醉过程中，应密切监测心电图，及时发现并处理心律失常。

（2）维持血流动力学稳定。对于出现心律失常的患者，应首先维持其血流动力学稳定。这包括补充血容量、调整电解质平衡、使用升压药物或降压药物等措施。

（3）药物治疗与电复律。根据心律失常的类型和严重程度，可能需要使用抗心律失常药物或进行电复律治疗。然而，药物的选择和使用应基于患者的具体情况和医生的判断。

（4）密切监测与及时干预。在处理心律失常的过程中，应密切监测患者的心电图、血压、心率等生命体征，及时发现并处理任何潜在的风险。同时，根据患者的病情变化，及时调整治疗方案。

3.综合处理策略

在处理麻醉并发症时，应采取综合处理策略。这包括加强术前评估，了解患者的病史和用药情况；优化麻醉方案，选择合适的麻醉药物和剂量；加强术中监测，及时发现并处理并发症；以及做好术后随访，评估患者的恢复情况。

二、术后并发症的处理

（一）疼痛

1.疼痛的评估

疼痛评估是术后管理的重要环节，它有助于医生了解患者的疼痛程度，从而制订个性化的镇痛方案。评估方法通常包括主观评估和客观评估。

（1）主观评估。通过患者的自我报告来评估疼痛程度。常用的评估工具包括视觉模拟评分（VAS）、数字评分量表（NRS）等。这些工具简单易懂，能够反映患者的真实感受。

(2)客观评估。通过观察患者的生命体征、面部表情、行为反应等客观指标来评估疼痛。虽然这种方法不如主观评估直接,但在某些情况下可以提供有用的补充信息。

2. 镇痛药物的选择

根据疼痛的性质、程度和持续时间,医生会选择合适的镇痛药物。常用的镇痛药物包括非甾体抗炎药(NSAIDs)、阿片类药物、局部麻醉药等。

(1)非甾体抗炎药。适用于轻至中度疼痛,具有抗炎、镇痛作用。常见药物包括布洛芬、吲哚美辛等。使用时需注意胃肠道反应、肾功能损害等副作用。

(2)阿片类药物。适用于中至重度疼痛,具有强效镇痛作用。常见药物包括吗啡、哌替啶等。使用时需警惕呼吸抑制、成瘾性等风险。

(3)局部麻醉药。如利多卡因等,可通过局部浸润、神经阻滞等方式减轻疼痛。适用于术后伤口疼痛、神经痛等。

3. 镇痛药物的使用

(1)个体化用药。根据患者的疼痛程度、身体状况、药物代谢能力等因素,制定个性化的镇痛方案。避免盲目使用镇痛药物,减少不必要的副作用。

(2)多模式镇痛。结合使用不同作用机制的镇痛药物,如非甾体抗炎药与阿片类药物联用,以提高镇痛效果,减少单一药物的用量和副作用。

(3)按时给药。根据药物的半衰期和镇痛效果,制订合理的给药时间间隔,确保镇痛药物的持续作用。避免疼痛发作时再给药,以减少患者的痛苦。

(4)监测与调整。在使用镇痛药物的过程中,密切监测患者的疼痛程度、生命体征及药物副作用。根据患者的反应及时调整镇痛方案,确保镇痛效果最大化,副作用最小化。

(二)感染

1. 感染的预防

(1)术前准备。术前应详细询问患者的病史,特别是感染史和药物过敏史,以便制定个性化的预防策略。术前进行彻底的皮肤清洁和消毒，减少手术部位的细菌数量。对于存在感染风险的患者，如糖尿病患者，应提前进行血糖控制，以降低感染风险。

（2）术中操作。严格遵守无菌操作原则，使用无菌器械和敷料，减少手术过程中的污染。术中合理选择手术切口，确保引流通畅，减少感染风险。尽量减少手术时间和组织损伤，降低感染发生率。

（3）术后护理。术后保持伤口清洁干燥，定期更换敷料，避免伤口感染。鼓励患者早期下床活动，促进肠道功能恢复，减少感染风险。合理使用抗生素，根据药敏试验结果选择敏感抗生素，避免滥用。

2.感染的诊断

（1）观察伤口。定期检查手术切口或缝合线周围的情况，观察是否有红肿、渗液、流脓等感染迹象。

（2）监测体温。术后密切监测患者的体温变化，持续性的发热（体温超过38℃）可能是感染的信号。

（3）实验室检查。进行血常规、C–反应蛋白、降钙素原等实验室检查，评估患者的感染状态。根据需要，进行细菌培养和药敏试验，以明确感染的病原体和敏感抗生素。

3.感染的治疗

（1）局部治疗。对于局部感染，可采用中药坐浴、外敷抗生素软膏等方法，促进炎症消退。保持伤口引流通畅，及时清除坏死组织和脓液。

（2）全身治疗。根据细菌培养和药敏试验结果，选择合适的抗生素进行全身治疗。对于严重感染或败血症患者，应给予强有力的抗感染治疗，必要时进行联合用药。

（3）支持治疗。加强患者的营养支持，提高机体抵抗力。对于体质虚弱或伴有其他基础疾病的患者，应给予相应的对症治疗，促进康复。

（三）尿潴留、排便困难

1.尿潴留的原因分析及处理方法

（1）原因分析。尿潴留是指手术后患者膀胱内尿液无法顺利排出的现象。其原因主要包括以下几个方面：

麻醉影响：腰骶麻后，排尿反射可能受到抑制，导致膀胱收缩无力，尿液无法顺利排出。

手术刺激：手术过程中可能对膀胱或尿道造成刺激，导致局部水肿或炎症，影响排尿功能。

术后疼痛：肛周疼痛可能刺激膀胱收缩肌，使其处于紧张状态，进一步加重排尿困难。

心理因素：术后患者可能因恐惧排尿时的疼痛或担心伤口裂开而产生紧张情绪，影响排尿。

(2)处理方法。

心理疏导：向患者解释尿潴留的原因，缓解其紧张情绪，鼓励其尝试排尿。

物理疗法：如局部热敷、按摩等，可促进膀胱和尿道的血液循环，缓解痉挛，有助于排尿。

药物治疗：使用利尿剂或解痉药物，帮助患者排尿。但需在医生指导下使用，避免滥用。

导尿处理：对于严重尿潴留患者，可考虑进行导尿处理。导尿时应注意无菌操作，避免感染。

2. 排便困难的原因分析及处理方法

(1)原因分析。排便困难是指手术后患者排便不畅或无法排便的现象。其原因主要包括以下几个方面：

手术创伤：手术过程中对肠道的干扰可能导致肠道蠕动功能减弱，粪便在肠道内停留时间过长，变得干结，不易排出。

术后疼痛：肛周疼痛可能使患者不敢用力排便，导致粪便在肠道内积聚。

饮食调整不当：术后饮食过于精细或缺乏膳食纤维，可能导致粪便干结，不易排出。

活动减少：术后长期卧床可能导致肠道蠕动减慢，进一步加重排便困难。

(2)处理方法。

饮食调整：增加膳食纤维的摄入，如多吃蔬菜、水果等，以促进肠道蠕动，软化粪便。同时，保持充足的水分摄入，有助于软化粪便，便于排出。

适量运动:鼓励患者术后适当活动,如散步、打太极拳等,以促进肠道蠕动,帮助排便。但应避免剧烈运动,以免影响伤口愈合。

药物治疗:必要时可使用轻泻剂或润肠剂,但需在医生指导下使用,避免滥用。同时,可使用开塞露等外用药物,刺激肠道产生排便反射,帮助患者顺利排便。

灌肠治疗:对于严重排便困难患者,可考虑进行灌肠治疗。灌肠时可使用温水或肥皂水等,以软化粪便,促进排便。但灌肠治疗应在医生指导下进行,避免操作不当导致肠道损伤。

三、远期并发症的防治

(一)肛门狭窄

肛门狭窄是肛肠疾病手术后的一种常见远期并发症,它指的是肛门直肠部位因各种原因导致的管腔变窄,从而影响排便功能。肛门狭窄的发生不仅给患者带来极大的痛苦,还可能影响手术效果和术后生活质量。因此,深入了解肛门狭窄的预防措施、诊断标准及扩肛治疗方法,对于保障患者健康具有重要意义。

1.肛门狭窄的预防措施

(1)生活方式调理。

健康饮食:保持均衡的饮食,增加膳食纤维的摄入,如蔬菜、水果、全谷类食物等,以促进肠道蠕动,预防便秘。

充足水分:每天保持足够的水分摄入,有助于软化粪便,减少排便时的阻力。

规律排便:养成定时排便的习惯,避免憋便,以减少对肛门的刺激和损伤。

适当运动:进行适量的运动,如散步、瑜伽等,有助于促进肠道蠕动,改善肠道功能。

保持清洁:注意保持肛门周围的清洁干燥,减少感染的风险。

(2)积极治疗肛肠疾病。对于已经存在的肛肠疾病,如痔疮、肛裂等,应及时到正规医院就诊,并接受正规治疗,以减少肛门损伤,预防肛门狭窄的发生。

在治疗过程中，应严格遵循医嘱，按时服药，定期复查，以便及时发现并处理潜在的风险。

(3)做好术后护理和随访。对于已经进行肛门手术的患者，应密切关注术后恢复情况，定期进行复查。

保持创口清洁干燥，避免感染。

遵医嘱进行扩肛治疗等必要的康复措施，以促进肛门功能的恢复。

2.肛门狭窄的诊断标准

肛门狭窄的诊断主要依据患者的病史、临床表现及体格检查。以下是一些常见的诊断标准。

(1)症状表现。患者出现排便困难、便条变细、排便时疼痛等症状，可能是肛门狭窄的表现。严重者可能出现肠梗阻，表现为腹痛、腹胀、呕吐等症状。

(2)体格检查。医生会通过指诊评估肛门括约肌的紧张度和管腔的直径。必要时，还会借助肛门镜或结肠镜进行更直观的观察。

(3)影像学检查。如肛肠造影、CT或MRI等，可以更准确地评估肛门狭窄的程度和范围。

(4)功能性测试。如肛门压力测定、直肠顺应性测定等，可以评估肛门功能是否受到影响。

3.扩肛治疗

扩肛治疗是肛门狭窄的一种有效治疗方法，它主要通过扩大肛门管腔，改善狭窄状况，从而恢复肛门的正常功能。

(1)手指扩肛。患者或医生戴上指套，涂以润滑剂，缓慢伸入肛门，轻轻向四周按压，以逐渐扩大管腔。这种方法需要定期、多次进行，以逐渐改善狭窄状况。

(2)肛门镜扩肛。使用不同大小的肛门镜进行扩肛治疗。从较小号的肛门镜开始，逐渐增加至较大号，以逐渐扩大管腔。

(3)器械扩肛。使用专门的扩肛器械进行扩肛治疗。这种方法需要专业医生操作，以确保安全和效果。

(4)手术治疗。对于保守治疗无效的严重肛门狭窄患者，可考虑进行手术治疗。

常见的手术治疗方法包括肛管后方线状切开术、肛管括约肌切开术以及“Z”成形术等。

在扩肛治疗过程中，医生会根据患者的耐受程度和狭窄程度调整扩张的力度和频率。同时，患者应积极配合医生的治疗方案，按时进行扩肛治疗，并注意保持肛门周围的清洁干燥，以促进康复进程。

（二）肛门失禁

肛门失禁是肛肠疾病手术后的一种严重远期并发症，指的是肛门对粪便、气体、黏液等失去控制能力，给患者的生活质量和心理健康带来极大的困扰。

1.肛门失禁的风险评估

肛门失禁的风险评估是预防和治疗的前提，它涉及多个方面的考量：

（1）患者因素。

年龄：随着年龄的增长，肛门括约肌的功能可能会逐渐减弱，增加失禁的风险。

性别：女性由于生理结构的特点，可能更容易受到盆底肌肉损伤的影响，从而增加失禁的风险。

身体状况：患有糖尿病、神经系统疾病等基础疾病的患者，其肛门括约肌功能可能更容易受损。

（2）手术因素。

手术类型：不同的肛肠手术对肛门括约肌的损伤程度不同，因此失禁的风险也不同。例如，复杂性肛瘘手术、高位肛周脓肿手术等可能对肛门括约肌造成较大的损伤。

手术范围：手术范围越大，对肛门括约肌的损伤可能越严重，从而增加失禁的风险。

术后恢复：术后恢复情况也是影响失禁风险的重要因素。如果术后出现感染、出血等并发症，可能进一步加重肛门括约肌的损伤。

（3）其他因素。

生活习惯：长期便秘、腹泻等不良生活习惯可能加重肛门括约肌的负担，增加失禁的风险。

心理因素：焦虑、抑郁等心理因素可能影响患者对排便的控制能力，从而增加失禁的风险。

2. 肛门失禁的预防措施

(1)优化手术方案。在手术前,医生应充分评估患者的病情和手术风险,选择合适的手术方案,尽量减少对肛门括约肌的损伤。

在手术过程中,医生应精细操作,避免过度牵拉、切割等可能对肛门括约肌造成损伤的操作。

(2)加强术后护理。术后患者应保持创口清洁干燥,避免感染。遵医嘱按时服药,定期复查,以便及时发现并处理潜在的并发症。

(3)改善生活习惯。保持规律的排便习惯,避免长时间憋便或过度用力排便。增加膳食纤维的摄入,保持大便的通畅和软化。避免食用辛辣、油腻等刺激性食物,以免加重肛门括约肌的负担。

(4)进行盆底肌肉锻炼。盆底肌肉锻炼是预防肛门失禁的重要措施之一。患者可以通过提肛运动、凯格尔运动等方式进行锻炼,以增强盆底肌肉的力量和协调性。

3. 肛门失禁的康复训练

对于已经发生肛门失禁的患者,康复训练是帮助其恢复肛门功能的重要手段:

(1)盆底肌肉锻炼。盆底肌肉锻炼是康复训练的核心内容之一。患者应在专业指导下进行规律的锻炼,以增强盆底肌肉的力量和耐力。

锻炼过程中,患者应注意保持正确的姿势和呼吸方式,避免过度用力或疲劳。

(2)生物反馈治疗。生物反馈治疗是一种通过电子设备监测和反馈盆底肌肉活动的治疗方法。它可以帮助患者更好地感知和控制盆底肌肉的运动,从而改善失禁症状。

(3)电刺激治疗。电刺激治疗是通过电流刺激盆底肌肉,促进其收缩和放松的治疗方法。它可以增强盆底肌肉的力量和协调性,从而改善失禁症状。但需要注意的是,电刺激治疗应在专业医生指导下进行,以避免不当操作带来的风险。

(4)药物治疗。药物治疗是辅助治疗肛门失禁的一种方法。患者可以在医生指导下使用止泻药、收敛药等药物,以减少粪便和气体的排出。

但需要注意的是,药物治疗只能缓解症状,不能根治失禁问题。

(5)手术治疗。对于保守治疗无效的严重肛门失禁患者,可以考虑进行手术治疗。手术方法包括括约肌修补术、会阴缝合术、肛门环缩术等。但需要注意的是,手术治疗具有一定的风险和并发症,患者应在专业医生指导下进行选择。

(三)复发

肛肠疾病手术后复发是临床中较为常见的问题,它不仅增加了患者的痛苦,还可能导致治疗费用的增加和医疗资源的浪费。

1.复发原因分析。

肛肠疾病手术后复发的原因复杂多样,主要包括以下几个方面:

(1)生活习惯不良。

饮食习惯:长期摄入高油、高脂、辛辣等刺激性食物,缺乏膳食纤维的摄入,易导致便秘或腹泻,增加肛门压力,进而引发痔疮等肛肠疾病的复发。

排便习惯:排便时间过长、用力过猛等不良习惯,可能导致肛门直肠部位充血、水肿,增加复发的风险。

久坐久站:长时间保持同一姿势,如久坐、久站,会影响肛门部位的血液循环,导致静脉回流不畅,易于形成痔疮。

(2)年龄因素。随着年龄的增长,人体的组织和器官逐渐老化,肛门周围的肌肉和组织也会变得松弛,这可能导致肛门支撑力下降,增加复发的可能性。

(3)手术不彻底。手术时未能彻底切除病变组织或未能有效处理引发疾病的根源,如静脉曲张、炎症等,可能导致疾病复发。

(4)疾病因素。某些基础疾病,如糖尿病、肝硬化、慢性肾病等,可能影响伤口愈合,增加复发的风险。同时,这些疾病本身也可能导致肛门部位的功能异常,从而引发肛肠疾病。

(5)术后护理不当。术后未能按照医嘱进行正确的护理和康复,如未按时换药、未保持创口清洁等,可能导致感染或愈合不良,进而引发复发。

2.预防措施

为了有效预防肛肠疾病手术后的复发，我们可以采取以下措施：

(1)改善生活习惯。调整饮食结构，增加膳食纤维的摄入，减少辛辣、油腻等刺激性食物的摄入。养成良好的排便习惯，保持大便通畅，避免便秘和腹泻。避免长时间久坐久站，适当进行运动，促进肛门部位的血液循环。

(2)加强术后护理。术后应严格按照医嘱进行护理和康复，包括按时换药、保持创口清洁等。如出现异常情况，如感染、出血等，应及时就医处理。

(3)定期复查。定期进行复查，及时发现并处理潜在的问题。医生可以通过肛门指诊、肛门镜等方式评估术后恢复情况，并给予相应的指导。

(4)积极治疗基础疾病。对于患有糖尿病、肝硬化等基础疾病的患者，应积极治疗这些疾病，以减少对肛门部位的影响。

(5)进行肛门功能锻炼。如提肛运动、肛门收缩运动等，可以增强肛门括约肌的力量和协调性，有助于预防复发。

3.再次手术指征

对于已经复发的肛肠疾病患者，是否需要再次手术取决于多个因素。

(1)症状严重程度。如果患者的症状严重，如疼痛剧烈、出血量大、影响正常生活等，且保守治疗无效，则需要考虑再次手术。

(2)病变范围。如果病变范围广泛，涉及多个部位或器官，且保守治疗无法有效控制病情，则需要考虑再次手术。

(3)患者意愿。在决定是否再次手术时，应充分考虑患者的意愿和期望。如果患者对保守治疗失去信心，且愿意承担手术风险，可以考虑再次手术。

(4)手术风险评估。在决定再次手术前，需要对患者的整体情况进行全面评估，包括年龄、身体状况、手术史等，以确定手术的风险和可行性。

(5)术后康复预期。需要评估患者术后的康复预期，包括恢复时间、生活质量改善程度等。如果预期康复效果不佳，可能需要考虑其他治疗方案。

四、并发症的心理支持与康复指导

(一)患者心理状态的评估与干预

1.患者心理状态的评估

(1)评估的重要性。心理状态评估是制订个性化心理干预方案的基础。通过评估,医生或心理咨询师可以了解患者的心理需求、情绪状态、认知功能和社会支持情况,从而为患者提供针对性的心理支持。

(2)评估的方法。

量表评估:采用标准化的心理量表,如焦虑自评量表(SAS)、抑郁自评量表(SDS)等,对患者的焦虑、抑郁等情绪状态进行量化评估。

临床访谈:通过面对面的交流,了解患者的病史、手术经历、家庭背景等,评估其心理承受能力、应对方式和心理状态。

观察法:观察患者的言行举止、情绪反应等,以了解其心理状态的变化。

(3)评估的内容。

情绪状态:评估患者是否存在焦虑、抑郁、恐惧等负面情绪。

认知功能:评估患者的认知是否清晰,是否存在认知障碍或思维混乱。

社会支持:评估患者的家庭、朋友等社会支持系统是否完善,是否能够得到足够的支持和关爱。

应对方式:评估患者面对疾病和手术时采取的应对方式,如积极应对、逃避或消极应对等。

2.患者心理状态的干预

(1)干预的必要性。心理状态干预对于缓解患者负面情绪、提高手术耐受性、促进术后康复具有重要作用。通过干预,可以帮助患者建立积极的心态,提高应对疾病的能力,从而加速康复进程。

(2)干预的方法。

认知行为疗法:帮助患者识别并改变不合理的思维模式和行为习惯,提高其对疾病的认知能力和应对能力。

放松训练：通过深呼吸、渐进性肌肉松弛等放松训练，帮助患者缓解焦虑、紧张等负面情绪。

心理支持小组：组织患者参加心理支持小组，通过分享经验、互相鼓励等方式，增强患者的心理承受能力和社会支持感。

家庭干预：加强与患者家属的沟通，指导家属如何为患者提供心理支持，共同营造积极的康复环境。

(3)干预的实施。

术前干预：在手术前，通过心理评估了解患者的心理状态，针对存在的负面情绪进行及时干预。通过讲解手术过程、术后康复知识等方式，帮助患者建立正确的认知，缓解焦虑和恐惧情绪。

术中干预：在手术过程中，医护人员应关注患者的情绪变化，及时给予安慰和鼓励。通过轻柔的语言、温暖的触摸等方式，帮助患者缓解紧张情绪，提高手术耐受性。

术后干预：术后是患者心理状态最脆弱的时期，也是心理干预的关键期。医护人员应密切关注患者的情绪变化，及时发现并处理心理问题。通过心理疏导、放松训练等方式，帮助患者缓解焦虑、抑郁等负面情绪，提高康复信心。

(4)干预的效果评估。

量表评估：通过再次使用心理量表进行评估，了解患者的情绪状态是否得到改善。

临床访谈：通过面对面的交流，了解患者的心理状态是否发生变化，以及干预措施是否有效。

观察法：观察患者的言行举止、情绪反应等，以评估干预效果。

3.患者心理状态的康复指导

(1)建立积极的心态。鼓励患者保持积极乐观的心态，相信自己能够战胜疾病，加速康复进程。

(2)提高自我管理能力。指导患者学会管理自己的情绪，避免过度焦虑、抑郁等负面情绪的影响。同时，教会患者如何合理安排作息、饮食等日常生活，促进术后康复。

(3)加强社会支持。鼓励患者与家人、朋友等保持密切联系，寻求他们的支持和关爱。同时,可以参加一些康复活动或社交活动,增强社会支持感,提高生活质量。

(4)定期随访与咨询。术后定期随访患者,了解其心理状态和康复情况。对于存在心理问题的患者,及时给予心理咨询或心理干预,确保其心理健康。

(二)并发症对生活质量的影响及应对策略

1.并发症对生活质量的影响

(1)身体疼痛与不适。肛肠疾病手术后,患者常伴随有不同程度的疼痛与不适。这种疼痛可能源于手术切口、组织损伤或炎症反应等,严重影响患者的日常活动和休息质量。长期疼痛还可能导致患者产生焦虑、抑郁等负面情绪,进一步影响生活质量。

(2)排便功能受限。术后排便功能受限是肛肠疾病手术常见的并发症之一。这可能是由于手术导致的肛门括约肌损伤、肛门狭窄或肠道功能紊乱等。排便困难不仅增加了患者的痛苦,还可能引发便秘、肛裂等问题,进一步影响患者的饮食和营养摄入。

(3)社交与心理困扰。肛肠疾病及其手术并发症往往涉及个人隐私,这使得患者在社交场合中感到尴尬和不安。长期的心理压力可能导致患者产生自卑、焦虑等心理问题,影响其社交能力和人际关系。此外,手术后的身体变化也可能对患者的自我认同和自尊心造成打击。

(4)工作与学习能力下降。术后恢复期间,患者可能需要长时间休息,无法正常工作或学习。这不仅会导致经济损失,还可能影响患者的职业发展和社会地位。同时,长期的身体不适和心理压力也可能导致患者注意力不集中、记忆力减退等问题,进一步影响其工作与学习能力。

(5)生活质量整体下降。并发症对身体健康、社交能力、工作与学习能力等多方面的负面影响,共同导致患者生活质量的整体下降。患者可能感到生活失去乐趣,对未来失去信心,甚至产生悲观厌世的情绪。

2.应对策略

(1)加强术后护理与康复。术后护理与康复是减少并发症、促进患者康复的关键。医护人员应密切关注患者的病情变化,及时给予专业护理和康复指导。同时,患者应积极配合医护人员的治疗建议,按时服药、定期复诊，确保术后恢复顺利。

(2)疼痛管理。对于术后疼痛，患者应积极与医护人员沟通，寻求有效的疼痛管理方案。这包括使用止痛药、冰敷等物理疗法以及心理干预等方法。通过合理的疼痛管理，可以显著减轻患者的痛苦，提高其生活质量。

(3)改善排便功能。针对排便功能受限的问题，患者可以通过调整饮食、增加膳食纤维摄入、适量运动等方式来改善肠道功能。同时，医护人员应根据患者的具体情况制订个性化的康复计划，如肛门扩张练习等，以帮助患者恢复正常的排便功能。

(4)心理支持与辅导。心理支持与辅导对于缓解患者的心理压力、提高其应对能力具有重要意义。医护人员应关注患者的心理状态变化，及时给予心理疏导和辅导。同时，家人和朋友的支持与关爱也对患者的康复具有积极作用。通过心理干预和社会支持，可以帮助患者建立积极的心态，增强战胜疾病的信心。

(5)调整生活方式与作息。术后患者应根据自身情况调整生活方式和作息习惯。保持规律的作息时间、避免熬夜和过度劳累有助于身体恢复。同时，适当的运动如散步、瑜伽等也有助于改善身体状况和心理状态。在饮食方面，应选择易消化、富含营养的食物，避免食用辛辣、油腻等刺激性食物以免加重病情。

(6)寻求专业帮助与资源。面对术后并发症的困扰，患者不应独自承受。他们应积极寻求专业医护人员的帮助和资源支持。这包括咨询专家意见、参加康复课程或支持小组等活动。通过与其他患者交流经验和心得，患者可以获得更多的支持和鼓励，共同面对康复过程中的挑战。

(三)康复期的饮食、运动及生活习惯调整建议

1.康复期的饮食调整

(1)均衡膳食，注重营养。康复期患者应保持均衡的膳食结构，确保摄入足够的蛋白质、碳水化合物、脂肪、维生素和矿物质。蛋白质是伤口愈合的重要物质基础，应适量增加鱼、肉、蛋、奶等优质蛋白质的摄入。同时，新鲜蔬菜和水果富含维生素和矿物质，有助于促进肠道蠕动，预防便秘，应每日适量食用。

（2）增加膳食纤维，软化粪便。膳食纤维具有吸水膨胀的特性，能够增加粪便体积，软化粪便，减少排便时的痛苦。因此，康复期患者应多食用富含膳食纤维的食物，如粗粮、豆类、蔬菜、水果等。但需注意，术后初期应避免摄入过多膳食纤维，以免增加排便次数和排便量，影响伤口愈合。随着伤口逐渐愈合，可逐渐增加膳食纤维的摄入量。

（3）避免刺激性食物，减少肠道负担。辛辣、油腻、生冷等刺激性食物容易刺激肠道，加重肠道负担，不利于术后恢复。因此，康复期患者应尽量避免食用辣椒、芥末、胡椒、生姜、大蒜等辛辣食物，以及油炸、烧烤等油腻食物。同时，冷饮、冰镇水果等生冷食物也应适量食用，以免加重肠道负担。

（4）保持充足水分，软化粪便。充足的水分摄入有助于软化粪便，减少肠道水分的吸收，减轻排便时的痛苦。康复期患者应保证每日至少饮水2000mL，并根据出汗、尿量情况适量调整。同时，应避免饮用浓茶、咖啡等刺激性饮料，以免加重肠道负担。

（5）少食多餐，避免暴饮暴食。康复期患者的消化功能较弱，应少食多餐，避免暴饮暴食。每餐应以七八分饱为宜，避免过饱导致肠道负担加重。同时，应注意细嚼慢咽，有助于食物的消化和吸收。

2.康复期的运动调整

（1）适当活动，促进恢复。适当的活动有助于促进肠道蠕动，预防便秘，加速伤口愈合。康复期患者应根据自身情况选择合适的运动方式，如散步、慢跑、瑜伽等。但需注意，术后初期应避免剧烈运动，以免加重伤口疼痛或导致伤口裂开。随着伤口逐渐愈合，可逐渐增加运动量和运动强度。

（2）提肛运动，加强括约肌功能。提肛运动是一种简单易学的运动方式，有助于加强括约肌功能，改善局部血液循环，预防脱肛等并发症。康复期患者可在术后两周左右开始进行提肛运动，每次持续5～10min，每天进行2～3次。具体方法为将肛门收缩并向上提，再放松肛门括约肌片刻，一提一松，交替进行。

（3）避免久坐久站，减轻肛门压力。久坐久站容易导致肛门压力增加，不利于术后恢复。因此，康复期患者应尽量避免长时间坐着或站着不动。如需长时间坐着或站着工作，应每隔一段时间起身活动一下，以减轻肛门压力。

3.康复期的生活习惯调整

规律的作息有助于身体机能的恢复和维持。康复期患者应保持充足的睡眠时间，避免熬夜劳累。同时，应尽量避免过度用力和情绪波动，以免加重肠道负担或导致伤口裂开。

保持肛门及会阴部清洁干燥是预防术后感染的重要措施。康复期患者应每日用温水清洗肛门及会阴部，并穿纯棉等容易透气的衣裤，勤换内裤。如有分泌物或伤口渗出物，应及时清理并消毒。

定期复诊是确保术后恢复顺利的关键步骤。康复期患者应按照医生的建议定期复诊，以便医生及时了解伤口恢复情况，发现并处理可能出现的问题。如有不适或异常情况，应及时就医。

良好的心态有助于促进身体恢复。康复期患者应保持积极乐观的心态，避免过度焦虑或抑郁。可以通过阅读、听音乐、与家人朋友交流等方式放松心情，减轻心理压力。

第六章 肛门疾病的术后创面护理及理疗

第一节 药物治疗

一、药物选择的原则

（一）根据创面情况选择适宜的药物

肛门疾病术后创面的恢复是患者康复的重要环节，而选择合适的药物对于促进创面愈合、减少并发症具有重要意义。在选择药物时，必须充分考虑创面的具体情况，包括创面的类型、大小、位置、渗出物性质以及患者的个体差异等因素。

首先，对于不同类型的创面，如开放性伤口、缝合伤口或电刀切割伤口等，应选择具有针对性的药物。开放性伤口需要注重清洁、引流和抗菌，可以选择具有收敛、止血、消炎作用的药物，如云南白药痔疮膏、红霉素软膏等。而缝合伤口则更需要关注伤口的愈合速度和减少疤痕形成，可以考虑使用生长因子凝胶等促进上皮细胞生长的药物。

其次，创面的大小和位置也是选择药物的重要考虑因素。较大的创面可能需要更长时间的愈合，因此需要选择具有持续抗菌、消炎和促进愈合作用的药物。同时，对于位置特殊的创面，如肛周脓肿、肛瘘等，需要特别注意药物的渗透性和刺激性，避免对周围组织造成损伤。

再次，创面的渗出物性质也是选择药物的重要依据。如果创面渗出物较多，说明炎症反应较重，需要选择具有强效抗菌和消炎作用的药物，如莫匹罗星软膏等。而如果创面渗出物较少，处于愈合后期，则可以更多地考虑使用促进上皮生长和减少疤痕形成的药物。

最后，患者的个体差异也是选择药物时不可忽视的因素。不同的患者可能对不同的药物有不同的反应，包括过敏、耐药性等。因此，在选择药物时，需要充分了解患者的过敏史和用药史，避免选择可能引起不良反应的药物。

（二）考虑药物的抗菌、消炎、止痛作用

首先，抗菌作用是药物选择的重要考虑因素之一。肛门疾病术后，创面容易受到细菌的感染，因此选择具有抗菌作用的药物可以有效预防和控制感染。这类药物通常包括抗生素药膏，如莫匹罗星软膏等，它们能够杀灭或抑制细菌的生长，从而保护创面免受感染。

其次，消炎作用也是药物选择不可忽视的方面。术后创面往往伴随着炎症反应，表现为红肿、疼痛等症状。选择具有消炎作用的药物可以减轻创面的炎症反应，促进愈合。这类药物可能包括激素类药膏，如氢化可的松软膏等，它们能够抑制炎症介质的释放，减轻炎症症状。

最后，止痛作用对于患者的康复同样重要。肛门疾病术后，创面疼痛是患者常见的症状之一。选择具有止痛作用的药物可以缓解患者的疼痛，提高生活质量。这类药物可能包括非甾体抗炎药，如吲哚美辛栓剂等，它们能够通过抑制前列腺素的合成来减轻疼痛。

在综合考虑药物的抗菌、消炎、止痛作用时，还需要注意药物的副作用和相互作用。不同的药物可能有不同的副作用，如过敏反应、肝肾损伤等。因此，在选择药物时，需要了解患者的过敏史和用药史，避免选择可能引起不良反应的药物。同时，药物之间的相互作用也可能影响药效和安全性，因此在联合用药时需要谨慎。

（三）注意药物的过敏史和禁忌证

1.药物过敏史的重要性

药物过敏是指患者在接触某种药物后，机体产生的异常免疫反应。这种反应可能表现为皮疹、瘙痒、呼吸困难、休克等轻重不一的症状。对于肛门疾病术后患者而言，如果选择了他们过敏的药物，不仅可能导致创面愈合受阻，还可能引发严重的过敏反应，甚至危及生命。

因此，在选择创面药物前，医生必须详细询问患者的药物过敏史，包括既往用药中是否出现过过敏反应，以及过敏的药物种类等。对于已知过敏的药物，应坚决避免使用，并考虑选择其他具有相似疗效但无过敏风险的药物。

2.药物禁忌证的考量

除了药物过敏史外，药物的禁忌证也是选择创面药物时必须考虑的因素。禁忌证是指某些特定情况下，患者不能使用某种药物，否则可能引发不良反应或加重病情。

对于肛门疾病术后患者，药物的禁忌证可能涉及多个方面，如肝肾功能不全、妊娠期、哺乳期、儿童、老年人等特殊人群，以及患有特定疾病（如心脏病、高血压等）的患者。在选择药物时，医生需要充分了解患者的身体状况和疾病史，确保所选药物不会对这些特殊人群或疾病状态产生不良影响。

例如，对于肝肾功能不全的患者，一些需要通过肝肾代谢的药物可能需要调整剂量或避免使用，以免加重肝肾负担。对于妊娠期和哺乳期的妇女，需要选择对胎儿或婴儿无影响的药物，以确保母婴安全。

3.综合评估与个性化选择

在综合考虑药物过敏史和禁忌证的基础上，医生还需要结合患者的创面情况、手术类型、康复阶段等因素，进行个性化的药物选择。这要求医生具备丰富的专业知识和临床经验，能够准确判断各种药物的适用性，为患者制订最合适的创面治疗方案。

总之，肛门疾病术后创面药物的选择是一个复杂而细致的过程，需要充分考虑患者的药物过敏史和禁忌证，确保所选药物既安全又有效。通过综合评估与个性化选择，可以为患者提供最佳的创面治疗，促进康复进程。

二、常用外用药物介绍

（一）抗生素软膏

抗生素软膏是一类含有抗生素成分的外用药物，主要用于治疗皮肤表面的细菌感染。它通过直接作用于感染部位，减少微生物数量，防止感染扩散，并促进伤口愈合。常见的抗生素软膏成分包括红霉素、莫匹罗星、夫西地酸等，它们具有广谱抗菌活性，能够杀灭或抑制多种细菌的生长。

在肛门疾病术后，创面往往容易受到细菌的污染和感染。感染不仅会导致创面愈合延迟，还可能引发严重的并发症，如脓肿形成、败血症等。因此,预防感染是术后创面护理的首要任务。抗生素软膏的应用正是为了预防这一风险。通过涂抹抗生素软膏,可以形成一层保护膜,隔绝外界细菌与创面的接触,从而降低感染的发生率。

(二)止痛药膏

肛门疾病术后,患者往往会经历一段时间的疼痛期,这不仅影响患者的日常生活质量,还可能对创面愈合产生不利影响。为了缓解术后疼痛,提高患者的舒适度,止痛药膏成了术后创面护理中的重要药物之一。

止痛药膏是一类含有止痛成分的外用药物,通过局部涂抹,能够迅速渗透至皮肤及皮下组织,发挥镇痛作用。这类药膏通常含有非甾体抗炎药(NSAIDs)、局部麻醉药或其他具有镇痛效果的成分,如利多卡因、布洛芬等。它们通过抑制炎症介质的释放、阻断疼痛信号的传导或调节神经末梢的敏感性,从而达到缓解疼痛的目的。

(三)生长因子凝胶

生长因子凝胶是一种含有生物活性因子的外用药物,其核心成分主要包括表皮生长因子(EGF)、成纤维细胞生长因子(FGF)等。这些生长因子具有强大的细胞增殖和分化诱导能力,能够刺激受损组织的细胞再生,加速创面的愈合过程。

在肛门疾病术后,创面往往伴随着组织损伤和细胞死亡。生长因子凝胶通过直接作用于创面,促进受损细胞的再生和修复,从而缩短愈合时间,减少疤痕形成。具体来说,生长因子凝胶能够刺激上皮细胞、成纤维细胞等关键细胞的增殖和分化,促进肉芽组织的形成和上皮化,加速创面的愈合。

此外,生长因子凝胶还具有抗炎、抗菌等多重生物活性。它能够抑制炎症反应,减少创面的渗出和水肿,为细胞的再生和修复创造一个良好的微环境。同时,生长因子凝胶还能够增强创面的免疫力,抵御外界病原体的侵袭,降低感染的风险。

在涂抹生长因子凝胶前,应先用生理盐水等清洁液清洗创面,去除表面的污垢和分泌物,确保药物能够充分接触并渗透至创面深层。根据创面的大小和深度,适量涂抹生长因子凝胶,避免过量使用。同时,应均匀涂抹于创面及其周围皮肤,确保药物能够均匀分布。根据医生的指导,定期更换药物,避免长时间使用同一药物导致创面感染或药物失效。在使用过程中,患者应密切观察创面的变化,如有红肿、疼痛、渗出等异常情况,应及时就医。在使用生长因子凝胶时,应避免与其他具有相似作用的药物同时使用,以免产生不良反应或影响药效。

三、药物使用的注意事项

(一)遵循医嘱,按时按量使用药物

遵循医嘱,按时按量使用药物,意味着患者必须严格遵守医生给出的用药指导。这不仅仅是对药物疗效的保障,更是对患者自身安全的负责。按时用药,意味着在医生规定的时间点准时服药,确保药物在体内的浓度达到最佳治疗水平,从而发挥最大的疗效。按量用药,则是确保每次用药的剂量准确无误,既不过量也不不足,避免药物中毒或疗效不佳的风险。

(二)观察药物反应,及时处理不良反应

观察药物反应,首先需要患者具备一定的医学常识和自我监测能力。在用药过程中,患者应留意自己的身体变化,特别是与术前或未用药时相比的异常情况。这些异常情况可能表现为创面的红肿、疼痛加剧、渗液增多、出血不止等,也可能表现为全身的发热、寒战、恶心、呕吐、皮疹、瘙痒等。一旦发现这些症状,患者应保持冷静,及时记录并评估症状的严重程度并拨打急救电话。

处理不良反应时,患者应首先与医生取得联系,详细描述自己的症状,以便医生能够准确判断不良反应的原因,并给出相应的处理建议。在某些情况下,医生可能会建议调整药物剂量、更换药物种类或暂时停药。患者应严格遵循医生的指示,不得擅自更改用药方案。

(三)保持创面清洁,避免药物污染

术后,肛门区域往往因为手术创伤而存在开放性的伤口,这些伤口容易成为细菌滋生的温床。特别是在排便后,残留的粪便、尿液或其他污物可能直接接触到创面,不仅增加了感染的风险,还可能污染正在使用的药物,从而降低其疗效。因此,保持创面清洁,是预防药物污染、促进创面愈合的首要任务。

比如，每次排便后，应立即用温水或生理盐水轻轻清洗肛门区域。清洗时，应避免使用过于刺激的清洁剂，以免对创面造成二次伤害。同时，清洗动作应轻柔，避免过度擦拭或摩擦创面，以免加重疼痛和出血。

在涂抹药物前，必须确保创面完全干燥。湿润的创面不仅会影响药物的吸收，还可能成为细菌滋生的环境。因此，清洗后，患者可以使用干净的纱布或纸巾轻轻拍干创面，或者等待其自然风干。

第二节 中药熏蒸

一、中药熏蒸的原理与作用

（一）利用中药的药效和蒸汽的热力作用

中药熏蒸疗法的基本原理在于利用中药的药效和蒸汽的热力作用，直接作用于肛门及直肠部位，达到治疗目的。

中药熏蒸所选用的药材通常具有清热解毒、活血化瘀、消肿止痛等功效。这些药材经过水煎加工后，其有效成分能够溶解于药液中。当药液被加热产生蒸汽时，药物成分随着蒸汽一起作用于肛门及直肠部位。这些成分能够直接渗透皮肤，进入血液循环，从而发挥药效。

蒸汽的热力作用能够促进局部血液循环，加速新陈代谢。温热效应能够扩张局部血管，增加血流量，使得药液中的有效成分更容易被吸收。同时，热力还能够缓解肌肉紧张，减轻疼痛。

在肛门疾病术后，中药熏蒸通过药效和热力作用的双重结合，能够直接作用于创面，促进愈合，缓解疼痛，减少术后并发症。

（二）促进局部血液循环，加速创面愈合

中药熏蒸疗法在肛门疾病术后恢复中的重要作用之一，就是促进局部血液循环，加速创面愈合。

肛门部位血管丰富，手术后往往会出现微循环障碍，导致创面愈合缓慢。中药熏蒸通过温热效应和药物成分的作用，能够改善局部微循环，

增加血流量，为创面提供更多的营养物质和氧气，促进细胞再生和组织修复。

手术后，创面往往伴随炎症反应，表现为红肿、疼痛等症状。中药熏蒸中的药物成分具有抗炎作用，能够减轻炎症反应，促进炎症消散。同时，热力作用也能够促进局部淋巴循环，加速炎症产物的排出。

通过改善微循环和促进炎症消散，中药熏蒸能够加速创面的愈合过程。创面愈合需要充足的营养物质和氧气供应，以及良好的微环境。中药熏蒸通过提供这些条件，促进了创面的快速愈合。

此外，中药熏蒸还能够软化创面痂皮，促进坏死组织脱落，有利于新鲜肉芽组织的生长和创面的修复。这对于肛门疾病术后创面的恢复具有重要意义。

（三）缓解疼痛、消炎杀菌

中药熏蒸疗法在肛门疾病术后恢复中的另一个重要作用，就是缓解疼痛、消炎杀菌。

手术后，肛门部位往往伴随剧烈的疼痛，影响患者的日常生活和康复进程。中药熏蒸通过温热效应和药物成分的作用，能够缓解肌肉紧张，减轻疼痛。温热效应能够刺激神经末梢，产生镇痛作用；同时，药物成分中的镇痛成分也能够直接作用于创面，减轻疼痛感。

肛门部位手术后，容易出现感染等并发症。中药熏蒸中的药物成分具有抗菌作用，能够抑制或杀灭细菌，减少感染的风险。同时，热力作用也能够促进局部血液循环，加速炎症产物的排出，有利于炎症的消散。这对于预防术后感染、促进创面愈合具有重要意义。

中药熏蒸通过改善局部微环境，为创面提供一个良好的愈合条件。温热效应和药物成分的作用能够调节局部酸碱度、湿度等条件，有利于细胞的生长和组织的修复。同时，中药熏蒸还能够促进局部淋巴循环，加速代谢产物的排出，减少创面的刺激和不适感。

在实际应用中，中药熏蒸疗法通常与坐浴相结合，形成中药熏洗疗法。患者坐在特制的熏蒸坐浴器中，将中药药液加热后产生的蒸汽作用于肛门及直肠部位。这种疗法不仅能够充分发挥中药的药效和热力作用，还能够通过坐浴清洁创面，减少污染和感染的风险。

中药熏蒸疗法在肛门疾病术后恢复中的应用具有广泛的前景和潜力。随着现代科技的进步和中医理论的不断发展,中药熏蒸疗法将更加完善和科学,为肛门疾病患者提供更好的治疗效果和康复体验。同时,患者也应积极配合医生的治疗方案,注意个人卫生和饮食习惯的调整,以促进创面的快速愈合和身体的全面康复。

二、中药熏蒸的方剂选择

在肛门疾病术后恢复过程中,中药熏蒸作为一种有效的辅助治疗手段,其方剂的选择至关重要。方剂的选择需依据患者的病情、体质以及手术后的具体情况进行辨证施治,确保治疗的有效性和安全性。

(一)根据患者病情和体质辨证施治

1.病情评估

创面情况:术后创面的大小、深度、位置以及是否存在感染、水肿等并发症,是选择方剂的重要依据。例如,对于较大且深的创面,需要选择具有更强收敛止血、促进肉芽组织生长功效的中药。

疼痛程度:术后疼痛是患者的主要症状之一,方剂中应包含能够缓解疼痛、舒筋活络的中药。

排便情况:术后患者往往存在排便困难或便秘等问题,方剂中可适当加入润肠通便的中药。

2.体质辨证

阳虚体质:患者表现为畏寒肢冷、面色苍白等,方剂中应选用温阳散寒、益气固表的中药,如附子、干姜等。

阴虚体质:患者表现为五心烦热、盗汗等,方剂中应选用滋阴清热、养血润燥的中药,如生地黄、麦冬等。

湿热体质:患者表现为口苦口干、大便黏腻等,方剂中应选用清热利湿、解毒消肿的中药,如黄连、黄芩等。

血瘀体质:患者表现为皮肤晦暗、舌紫暗或有瘀斑等,方剂中应选用活血化瘀、通络止痛的中药,如桃仁、红花等。

（二）选用具有清热解毒、活血化瘀、生肌敛疮等功效的中药

1.清热解毒类中药

金银花：具有清热解毒、凉血消肿的功效，常用于治疗热毒疮痈、红肿热痛等症状。

连翘：具有清热解毒、散结消肿的作用，适用于热毒蕴结所致的疮疡肿痛。

蒲公英：具有清热解毒、利湿退黄的功效，可用于治疗湿热蕴结所致的肛门肿痛。

黄连：具有清热燥湿、泻火解毒的作用，适用于湿热下注所致的肛门疾病。

2.活血化瘀类中药

丹参：具有活血化瘀、通经止痛的功效，常用于治疗血瘀所致的肛门疼痛、肿胀等症状。

赤芍：具有清热凉血、散瘀止痛的作用，适用于热毒血瘀所致的肛门肿痛。

桃仁：具有活血化瘀、润肠通便的功效，可用于治疗血瘀便秘所致的肛门不适。

红花：具有活血通经、祛瘀止痛的作用，适用于各种血瘀所致的疼痛、肿胀等症状。

3.生肌敛疮类中药

白及：具有收敛止血、消肿生肌的功效，常用于治疗外伤出血、疮疡肿毒等症状。

乳香：具有活血行气、止痛消肿的作用，适用于跌打损伤、疮疡肿痛等。

没药：具有散瘀止痛、消肿生肌的功效，可用于治疗血瘀肿痛、疮疡溃破不愈等。

血竭：具有活血定痛、化瘀止血、敛疮生肌的作用，适用于各种创伤出血、疮疡久不收口等。

在具体方剂选择上，可结合患者病情和体质进行个性化配伍。例如，对于湿热下注、血瘀阻滞所致的肛门疾病术后患者，可选用金银花、连

翘、蒲公英等清热解毒药，搭配丹参、赤芍、桃仁等活血化瘀药，以及白及、乳香、没药等生肌敛疮药，共同发挥清热解毒、活血化瘀、生肌敛疮的功效。

此外，方剂中还可加入一些具有润肠通便、调和气血的中药，如大黄、枳实、当归等，以改善术后患者排便困难、气血不和等问题。同时，方剂的选择还需考虑患者的过敏史和药物相互作用等因素，确保治疗的安全性和有效性。

三、中药熏蒸的操作方法

（一）准备熏蒸设备，调节适宜的温度和时间

1. 选择熏蒸设备

熏蒸设备是中药熏蒸疗法的核心，应选用专用、安全、易清洁的设备。常见的熏蒸设备包括熏蒸坐浴器、熏蒸床等，可根据医院或家庭的实际条件进行选择。

确保设备具有良好的密封性和保温性能，以维持稳定的蒸汽温度和湿度，提高治疗效果。

2. 调节温度和时间

根据患者的具体情况和医生的指导，调节熏蒸设备的温度和时间。一般来说，温度应控制在40~45℃，避免过高导致烫伤，过低则影响治疗效果。

熏蒸时间一般为20~30min，可根据患者的耐受程度和病情进行适当调整。确保熏蒸时间既不过长导致患者疲劳，也不过短影响疗效。

3. 检查设备安全性

在使用前，检查熏蒸设备的电源、线路、蒸汽发生器等部件是否完好，确保无漏电、漏水等安全隐患。

准备好急救药品和设备，如烫伤膏、冷敷包等，以应对可能出现的意外情况。

（二）将中药煎煮后倒入熏蒸设备中

1. 选择中药方剂

根据患者的病情和体质，选择具有清热解毒、活血化瘀、生肌敛疮等

功效的中药方剂。方剂应由专业中医师开具，确保用药的准确性和安全性。

2.煎煮中药

将中药放入煎药锅中，加入适量的水（一般为药材的5～10倍），用武火煮沸后改用文火煎煮30～40min。确保药材中的有效成分充分溶解于药液中。

煎煮过程中，注意观察药液的量和颜色，避免药液烧干或溢出。同时，注意保持煎药锅的清洁，避免杂质混入药液。

3.过滤药液

煎煮完成后，将药液倒入干净的容器中，用纱布或滤网过滤掉药渣，确保药液清澈无杂质。

根据需要，可将药液分成若干份，以便多次使用或调整浓度。

4.倒入熏蒸设备

将过滤后的药液倒入熏蒸设备的蒸汽发生器或专用容器中，确保药液量适中，既能产生足够的蒸汽，又不至于溢出或浪费。

关闭熏蒸设备的密封盖，启动蒸汽发生器，开始加热药液并产生蒸汽。

（三）患者坐于熏蒸设备上，进行熏蒸治疗

1.准备熏蒸环境

确保熏蒸治疗室的温度适宜，避免过冷或过热影响患者的舒适度。准备好舒适的座椅或躺椅，以及必要的毛巾、纸巾等物品，以便患者在熏蒸过程中使用。

2.患者准备

患者应穿着宽松、透气的衣物，避免衣物过紧影响血液循环。在熏蒸前，患者应排空大便，保持肛门部位的清洁和干燥。如有需要，患者可在熏蒸前涂抹适量的润滑油或药膏，以减少摩擦和不适感。

3.进行熏蒸治疗

患者坐于熏蒸设备上，调整坐姿使肛门部位正对蒸汽出口。确保蒸汽能够充分覆盖肛门及直肠部位。

在熏蒸过程中，患者应保持放松状态，避免紧张或焦虑影响治疗效

果。如有需要,患者可用毛巾轻轻擦拭肛门部位,以保持清洁和干燥。同时,注意避免烫伤和交叉感染等风险。

4.观察与调整

在熏蒸过程中,医护人员或家属应密切观察患者的反应和耐受程度。如发现患者出现不适或过敏反应等情况,应立即停止熏蒸治疗并采取相应措施。

根据患者的具体情况和治疗效果,可适当调整熏蒸的温度、时间和药液浓度等参数。

5.结束熏蒸治疗

熏蒸治疗结束后,患者应关闭熏蒸设备并等待药液冷却后倒出。避免立即接触冷水或冷风等刺激性物质。

如有需要,患者可在熏蒸后涂抹适量的药膏或润滑油等物品,以促进创面愈合和减少不适感。

四、中药熏蒸的注意事项

(一)熏蒸过程中注意观察患者反应

肛门疾病术后中药熏蒸作为一种传统疗法,在促进创面愈合、减轻疼痛、改善局部血液循环等方面具有显著疗效。然而,熏蒸过程中的患者反应是确保治疗效果和安全性的关键环节。因此,医护人员和家属在熏蒸过程中必须密切观察患者的反应,以便及时发现并处理任何异常情况。

在熏蒸开始前,医护人员需要详细询问患者的病史、过敏史以及当前的身体状况,特别是关于肛门部位的情况,如手术后的恢复情况、创面大小、疼痛程度等。这些信息有助于医护人员制订个性化的熏蒸方案,并提前准备必要的急救措施。

熏蒸过程中,患者的舒适度至关重要。医护人员应密切关注患者的面色、表情、呼吸、心率等生命体征。任何异常的体征,如面色苍白、呼吸急促、心率加快等,都可能意味着患者正在经历不适或潜在的健康问题。此时,应立即停止熏蒸,并检查患者的身体状况,必要时寻求专业医生的帮助。

此外，患者的主观感受也是判断熏蒸效果和安全性的重要依据。医护人员应鼓励患者表达自己的感受，如是否有疼痛、瘙痒、灼热等不适感。这些感受可能直接反映了熏蒸的温度、时间、中药成分等是否适合患者的体质和病情。医护人员应根据患者的反馈及时调整熏蒸方案，确保治疗效果和患者的舒适度。

在熏蒸过程中，医护人员还需要注意患者的心理状态。肛门疾病术后患者可能因疼痛、不适或担心病情恶化而产生焦虑、恐惧等负面情绪。这些情绪可能会影响患者的治疗效果和康复进程。因此，医护人员应耐心倾听患者的诉说，给予他们必要的心理支持和安慰，帮助他们树立战胜疾病的信心。

（二）避免烫伤，调节好熏蒸温度

首先，了解并掌握适宜的熏蒸温度范围是基础。一般来说，肛门疾病术后中药熏蒸的温度应控制在40~45℃，这一温度区间既能有效促进中药成分的渗透与吸收，又不会对患者造成烫伤的风险。然而，这并不意味着所有患者的最佳熏蒸温度都完全相同，因为每个人的皮肤敏感度、体质以及术后恢复情况都存在差异。因此，在实际操作中，医护人员应根据患者的具体情况，如年龄、性别、病情严重程度以及个人对温度的耐受程度等，灵活调整熏蒸温度，以达到最佳的治疗效果。

其次，为确保熏蒸温度的准确性，使用专业的温度监测设备至关重要。这些设备能够实时监测熏蒸舱内的温度，一旦温度超出预设范围，便会自动报警，提醒医护人员及时采取措施进行调整。同时，医护人员还应定期对熏蒸设备进行检查与维护，确保其性能稳定可靠，避免因设备故障导致的温度失控。

最后，患者自身的配合与注意事项也不容忽视。在熏蒸前，患者应充分了解并遵循医护人员的指导，如穿着宽松舒适的衣物、避免在熏蒸前涂抹过于油腻的护肤品等，以减少烫伤的风险。在熏蒸过程中，患者应保持放松状态，避免过度活动或突然改变体位，以免因动作不当导致蒸汽直接接触皮肤造成烫伤。

（三）熏蒸后注意保暖，防止受凉

肛门疾病术后，患者身体通常较为虚弱，加之手术部位敏感，易受外界环境因素影响。中药熏蒸作为一种有效的辅助治疗手段，能够通过温热效应促进局部血液循环，加速创面愈合，缓解疼痛。然而，熏蒸后的保暖措施同样重要，若忽视这一点，患者极易受凉，进而引发感冒、腹泻等并发症，甚至影响手术部位的恢复。因此，熏蒸后注意保暖，防止受凉，是确保治疗效果和患者康复的关键环节。

首先，熏蒸结束后，患者应立即穿上干净、保暖的衣物。由于熏蒸过程中，身体毛孔会打开，以排出湿气与毒素，此时若不及时保暖，寒风容易乘虚而入，导致身体受寒。因此，选择透气性好、保暖性强的衣物尤为重要，既能保持身体干爽，又能有效抵御外界寒冷。

其次，熏蒸后的室内环境也需保持温暖舒适。患者应避免长时间处于空调或风扇直吹的环境中，以免冷风直接作用于身体，引起不适。同时，室内温度应控制在适宜范围内，既不过热也不过冷，保持身体舒适为宜。

最后，患者还需关注自身身体状况，如有任何不适，如发热、咳嗽、腹泻等，应及时就医，以免延误病情。同时，保持良好的心态，积极配合医生的治疗建议，也是促进康复的重要因素。

第三节　中药坐浴

一、中药坐浴的原理与作用

（一）中药药液直接作用于创面

肛门疾病术后，中药坐浴作为一种传统而有效的辅助治疗手段，其原理在于利用温热的中药药液直接作用于手术创面，通过药物的渗透与吸收，达到促进创面愈合、缓解疼痛、减少并发症等多重效果。这一治疗方式不仅体现了中医“整体观念”和“辨证施治”的思想，也充分展现了中药在促进伤口愈合方面的独特优势。

中药坐浴时，温热的药液能够刺激肛门及直肠部位的血管，促进局部血液循环，从而加速创面的新陈代谢，有助于炎症的消退和水肿的吸收。

同时，药液中的有效成分，如清热解毒、活血化瘀、生肌敛疮的中药成分，能够直接渗透至创面深层，发挥药效，促进肉芽组织的生长和创面的愈合。

具体来说，中药药液中的清热解毒成分能够抑制细菌的生长，减少创面的感染风险；活血化瘀成分则能够改善局部的微循环，加速淤血的消散，有助于减轻疼痛和肿胀；生肌敛疮成分则能够促进创面的修复，加速伤口的愈合过程。这些中药成分的共同作用，使得中药坐浴在肛门疾病术后恢复中发挥着重要作用。

此外，中药坐浴还能够通过刺激肛门周围皮肤末梢感受器，通过神经系统形成新的反射，从而破坏原有病理反射联系，达到治疗目的。这种治疗方式不仅有助于缓解疼痛和瘙痒等不适感，还能够调节患者的神经功能，提高身体的自我修复能力。

（二）清热解毒、消肿止痛、促进创面愈合

肛门疾病术后，患者常面临创面疼痛、水肿、感染等挑战，这些并发症不仅增加了患者的痛苦，还可能影响创面的正常愈合。中药坐浴作为一种传统而有效的辅助治疗手段，通过其独特的药理作用，能够清热解毒、消肿止痛、促进创面愈合，为患者术后恢复提供有力支持。

清热解毒是中药坐浴的重要功效之一。肛门疾病术后，创面容易受到细菌等微生物的侵袭，引发感染。中药坐浴中的清热解毒成分，如金银花、连翘、蒲公英等，能够有效抑制细菌的生长，减少创面的感染风险。这些中药成分通过药液直接作用于创面，能够破坏细菌的生存环境，从而达到杀菌消炎的目的。

消肿止痛也是中药坐浴的显著效果。术后创面周围往往伴随水肿和疼痛，这不仅增加了患者的不适感，还可能影响创面的正常愈合。中药坐浴中的消肿止痛成分，如黄柏、赤芍、丹参等，能够促进局部血液循环，加速水肿的消散，同时减轻疼痛。这些中药成分通过药液渗透至创面深层，发挥药效，有助于缓解患者的痛苦。

促进创面愈合是中药坐浴的最终目标。中药坐浴中的生肌敛疮成分，如黄芪、当归、白芷等，能够促进肉芽组织的生长，加速创面的修复。这些中药成分不仅富含营养，还能够刺激创面的再生能力，使得创面在

短时间内得到快速愈合。同时，中药坐浴还能够保持创面的湿润环境，有利于细胞的增殖和分化，进一步促进创面的愈合。

（三）改善局部微循环，缓解肛门括约肌痉挛

肛门疾病术后，患者常常面临局部微循环不畅和肛门括约肌痉挛的问题，这些问题不仅增加了患者的痛苦，还可能影响手术创面的愈合和康复进程。中药坐浴作为一种传统而有效的辅助治疗手段，通过其独特的药理作用和温热效应，能够显著改善局部微循环，缓解肛门括约肌痉挛，为患者术后恢复提供有力支持。

改善局部微循环是中药坐浴的重要功效之一。肛门疾病术后，由于手术创伤和炎症反应，局部微循环往往受到破坏，导致血液和淋巴液循环不畅，影响了创面的营养供应和废物排出。中药坐浴通过温热效应和中药成分的作用，能够扩张局部血管，促进血液循环和淋巴循环，从而改善局部微循环。这不仅有助于加速创面的愈合，还能减少术后并发症的发生，如水肿、感染等。

缓解肛门括约肌痉挛也是中药坐浴的显著效果。肛门括约肌的痉挛往往由于手术创伤、炎症刺激或疼痛刺激等因素引起，导致患者排便困难、疼痛加剧等问题。中药坐浴中的舒筋活血成分，如川芎、红花等，能够通过药液渗透至肛门括约肌深层，发挥药效，缓解肌肉紧张和痉挛。同时，温热效应也能够促进局部肌肉的松弛，进一步缓解肛门括约肌痉挛。

此外，中药坐浴还能够通过刺激肛门周围皮肤末梢感受器，通过神经系统形成新的反射，从而调节肛门括约肌的功能，减少不必要的收缩活动。这种调节作用不仅有助于缓解痉挛，还能提高患者对肛门括约肌的控制能力，减少术后并发症的发生。

二、中药坐浴的方剂选择

（一）根据患者病情和体质选用适宜的中药方剂

首先，方剂的选择应基于患者的病情。不同的肛门疾病，如痔疮、肛裂、肛瘘等，其术后恢复的需求和并发症的风险各不相同。因此，在选择中药坐浴方剂时，需要充分考虑患者的病情特点，如创面的大小、位置、

深度，以及是否存在感染、水肿等并发症。例如，对于痔疮术后患者，可以选择具有清热解毒、消肿止痛、生肌敛疮等功效的中药方剂，如凉血地黄汤、槐角丸加减等；而对于肛裂术后患者，则可能需要更注重润肠通便、促进裂口愈合的方剂，如润肠丸、活血散瘀汤等。

其次，患者的体质也是方剂选择的重要考虑因素。中医讲究“辨证施治”，即根据患者的体质状况，如寒热虚实、阴阳盛衰等，来选择适宜的中药方剂。例如，对于体质偏热、易上火的患者，可以选择具有清热泻火、凉血解毒功效的方剂；而对于体质偏寒、易腹泻的患者，则需要选择具有温中散寒、止泻固脱功效的方剂。

此外，在选择中药坐浴方剂时，还需要注意药物的配伍禁忌和不良反应。不同的中药成分之间可能存在相互作用，有些药物可能对患者产生不良反应。因此，在选择方剂时，需要充分了解药物的药性、功效和不良反应，避免药物之间的不良相互作用，确保患者的安全。

（二）可加入适量的温水或高锰酸钾溶液增强效果

温水在中药坐浴中起到了基础且重要的作用。它不仅能够保持坐浴环境的适宜温度，促进局部血液循环，还能够帮助中药成分更好地溶解和渗透，从而增强药效。在调配温水时，一般建议使用接近体温或稍高于体温的水温（约40℃），避免过热或过冷的水温对创面造成刺激或不适。同时，温水的量应根据坐浴盆的大小和患者的需求进行适量调整，确保坐浴过程中药液能够充分覆盖创面。

高锰酸钾溶液是一种强氧化剂，具有杀菌、消炎、收敛伤口等多重功效。在中药坐浴中加入适量的高锰酸钾溶液，可以进一步增强坐浴的抗菌效果，促进创面的清洁和愈合。然而，高锰酸钾溶液的调配需要严格控制浓度，一般建议使用1∶10000~1∶5000的比例进行稀释，以避免浓度过高对皮肤造成刺激或损伤。在调配过程中，应使用温开水将高锰酸钾粉末充分溶解，确保溶液均匀无色后再进行坐浴。

3.注意事项

在加入温水或高锰酸钾溶液时，应确保中药方剂已经充分溶解并混合均匀，避免药液分层或沉淀影响效果。

坐浴过程中应密切关注患者的反应和创面情况，如出现过敏、红肿、疼痛等不适症状,应立即停止坐浴并及时就医。

坐浴后应及时清洗坐浴盆和更换新的药液,避免交叉感染或污染。

三、中药坐浴的操作方法

(一)准备好坐浴盆和中药药液

在进行肛门疾病的术后中药坐浴之前,首先需要准备好坐浴盆和中药药液。坐浴盆的选择应以患者的舒适度为主,大小要适中,能够容纳患者的臀部,并且材质要易于清洁和消毒,以防止交叉感染。坐浴盆在使用前应彻底清洗干净,并用沸水或消毒液消毒。

制备药液时,需要按照医生的指示准确称量中药材,并将其放入适量的水中浸泡一段时间,以便药材中的有效成分能够充分溶解。随后,将浸泡后的药材和水一起煮沸,再转为小火继续煎煮一段时间,直至药液的颜色和味道达到要求。在煎煮过程中,要密切关注药液的量和火候,避免药液溢出或煎焦。

(二)患者将臀部浸入坐浴盆中,保持适宜的时间和温度

当坐浴盆和中药药液准备好后,患者可以开始进行坐浴治疗。首先,患者需要找到一个舒适的坐姿,将臀部完全浸入坐浴盆中。在坐浴过程中,要确保药液能够充分覆盖到手术创面,以便药液中的有效成分能够直接作用于创面,发挥治疗作用。

坐浴的时间和温度也是影响治疗效果的重要因素。坐浴的时间一般建议在每次排便后进行,每次坐浴15~20min为宜。坐浴时间过长或过短都可能影响治疗效果。坐浴的温度应控制在接近体温或稍高于体温(约40℃),以避免过热或过冷对创面造成刺激。患者可以通过调节坐浴盆中的水温或使用温度计来监测和调节药液的温度。

在坐浴过程中,患者要保持放松的状态,避免过度紧张和焦虑。同时,要注意观察药液的颜色和气味,以及创面的反应。如果出现药液变色、气味异常或创面疼痛加剧等情况,应立即停止坐浴,并及时向医生咨询。

(三)坐浴后清洁创面,更换敷料

坐浴结束后,患者需要进行创面清洁和更换敷料。这是保持创面清洁、干燥、避免感染的重要步骤。

患者先用清水或生理盐水轻轻清洗创面，去除残留的药液和污垢。清洗时要轻柔、细致，避免用力过猛导致创面出血或疼痛加剧。清洗后，用干净的毛巾或纱布轻轻擦干创面，确保创面干燥。

接下来，患者需要根据医生的指示更换敷料。敷料的选择应以患者的舒适度和创面的需求为主。常用的敷料包括无菌纱布、棉垫等。在更换敷料时，要确保敷料能够完全覆盖创面，并固定好，避免敷料移动或脱落。同时，要注意观察创面的恢复情况，如有无红肿、渗液、出血等情况，及时向医生反馈。

四、中药坐浴的注意事项

（一）坐浴前清洁肛门及周围皮肤

清洁时，患者应使用温水和温和的清洁剂，如生理盐水或专为敏感肌肤设计的无刺激性沐浴露。避免使用含有强烈化学成分或香料的清洁剂，以免对创面造成不必要的刺激。清洁动作应轻柔，避免过度摩擦，特别是当创面尚未完全愈合时，过度摩擦可能导致出血或疼痛加剧。

为了确保清洁效果，患者可以使用柔软的纱布或棉球蘸取清洁剂，轻轻擦拭肛门及周围皮肤。擦拭时，应注意从肛门周围向四周扩散，避免将污垢带入创面。清洁完毕后，用干净的毛巾或纱布轻轻拍干皮肤，避免摩擦。

（二）坐浴过程中注意观察患者反应，避免烫伤

在坐浴过程中，患者需要密切关注自己的反应，特别是疼痛、瘙痒、红肿等不适症状。如果出现任何异常情况，应立即停止坐浴，并寻求医生的帮助。

此外，避免烫伤是坐浴过程中的另一个重要注意事项。由于中药药液的温度可能较高，患者在将臀部浸入坐浴盆之前，应先用手背或手腕内侧测试药液的温度。如果药液过热，可能会导致皮肤烫伤，甚至加重创面的损伤。

为了确保药液的温度适宜，患者可以在准备药液时加入适量的冷水，以降低药液的温度。同时，在坐浴过程中，患者可以轻轻搅动药液，以促进热量的散发，降低药液的温度。

如果患者在坐浴过程中感到不适，应立即起身，避免长时间浸泡在过热的药液中。此外，坐浴结束后，患者应用干净的毛巾或纱布轻轻擦干皮肤，避免水分残留导致皮肤浸渍或感染。

（三）坐浴后保持创面干燥，防止感染

坐浴后，保持创面干燥是预防感染的关键步骤。患者需要用干净的毛巾或纱布轻轻拍干皮肤，特别是创面周围，确保没有水分残留。

为了保持创面的干燥，患者可以在坐浴后更换敷料。敷料的选择应以患者的舒适度和创面的需求为主。在更换敷料时，患者应确保敷料能够完全覆盖创面，并固定好，避免敷料移动或脱落。

此外，患者在坐浴后应注意个人卫生，勤洗手，避免交叉感染。坐浴盆和敷料等物品应定期清洁和消毒，以减少细菌滋生的机会。

第四节　仪器治疗

一、仪器治疗的原理与作用

（一）利用现代医疗仪器产生的物理因子作用于创面

肛门疾病术后，为了促进创面的快速愈合、减轻疼痛、预防并发症，现代医疗仪器在术后治疗中发挥着重要作用。这些仪器通过产生各种物理因子，如光、热、电、磁等，直接作用于创面，从而达到治疗效果。

1.光疗作用

光疗是现代医疗中常用的一种物理治疗方法。通过特定波长的光线照射创面，可以促进局部血液循环，加速新陈代谢，有利于创面的愈合。例如，红光治疗仪利用红光照射，能够深入组织，促进细胞再生，加速伤口愈合。同时，光疗还具有杀菌消炎的作用，能够减少创面的感染风险。

2.热疗作用

热疗通过提高局部组织的温度，促进血液循环，加速炎症的吸收和消散。在肛门疾病术后，热疗仪器如微波治疗仪、红外线理疗仪等，可以通过产生热能，作用于创面，缓解疼痛，促进愈合。热疗还能使局部血管扩张，增加血流量，为创面提供更多的营养物质和氧气，有利于细胞的再生和修复。

3.电疗作用

电疗是利用电流或电磁场对人体产生治疗作用的一种方法。在肛门疾病术后，高频电刀、电刺激仪等电疗设备可用于处理残留的病变组织，促进创面的愈合。电疗能够刺激神经末梢，促进局部血液循环，加速新陈代谢，同时具有一定的镇痛作用。此外，电疗还能促进炎症的吸收和消散，减少创面的渗出和水肿。

4.磁疗作用

磁疗是利用磁场对人体产生治疗作用的一种方法。在肛门疾病术后，磁疗仪器如磁疗贴、磁疗仪等，可以通过产生磁场，作用于创面，促进血液循环，加速新陈代谢，有利于创面的愈合。磁疗还能调节神经系统的功能，缓解疼痛和焦虑情绪。

（二）促进创面愈合，缓解疼痛和炎症

1.促进创面愈合

（1）物理因子的刺激作用。现代医疗仪器如激光治疗仪、红外线理疗仪等，通过产生特定波长的光线或热能，直接作用于创面，刺激细胞再生和修复。这些物理因子能够加速血液循环，增加创面的营养供应，促进纤维蛋白的合成和肉芽组织的生长，从而加速创面的愈合过程。

（2）减少感染风险。通过物理因子的作用，还可以减少创面的渗出和水肿，降低感染的风险。例如，高频电刀在手术过程中能够精确切割组织，减少出血和损伤，同时减少感染的可能性。而红光治疗仪则具有杀菌消炎的作用，能够进一步降低感染的风险。

2.缓解疼痛

（1）神经末梢的抑制作用。电疗仪器，如电刺激仪能够通过产生微弱的电流，刺激神经末梢，产生镇痛效果。这种微弱的电流能够干扰疼痛信号的传递，减轻患者的疼痛感。

（2）促进血液循环。热疗仪器，如微波治疗仪、红外线理疗仪等，通过产生热能，促进局部血液循环，加速炎症的吸收和消散。这有助于减轻炎症引起的疼痛和不适。

3.减轻炎症

(1)抗炎作用。光疗仪器,如激光治疗仪、蓝光治疗仪等,具有抗炎作用。这些仪器通过产生特定波长的光线,能够抑制炎症因子的释放,减少炎症反应,从而减轻炎症引起的疼痛和不适。

(2)促进组织修复。物理因子的作用还能促进组织的修复和再生。例如,激光治疗仪能够促进胶原蛋白的合成和细胞的再生,加速创面的愈合和炎症的消退。

(三)改善局部血液循环,增强组织修复能力

1.改善局部血液循环

(1)物理因子的刺激作用。现代医疗仪器,如激光治疗仪、红外线理疗仪等,通过产生特定波长的光线或热能,直接作用于创面及周围组织。这些物理因子能够刺激血管舒张,增加血流量,从而改善局部血液循环。良好的血液循环能够为创面提供更多的营养物质和氧气,促进细胞的再生和修复。

(2)促进炎症消散。肛门疾病术后,局部往往存在炎症反应。通过物理因子的作用,可以促进炎症的吸收和消散,减少炎症对周围组织的损伤。同时,改善血液循环也有助于加速炎症产物的排出,进一步减轻炎症反应。

2.增强组织修复能力

(1)促进细胞再生。物理因子的刺激作用不仅能够改善血液循环,还能够促进细胞的再生和修复。例如,激光治疗仪能够刺激成纤维细胞和胶原蛋白的合成,加速创面的愈合过程。同时,这些物理因子还能够促进细胞的增殖和分化,增强组织的修复能力。

(2)加速组织修复过程。通过改善局部血液循环和减少炎症反应,现代医疗仪器能够加速组织修复过程。良好的血液循环为创面提供了充足的营养物质和氧气,有利于细胞的再生和修复。同时,减少炎症反应也能够降低组织损伤的风险,进一步促进组织的修复和再生。

二、常用仪器治疗设备介绍

（一）红外线治疗仪

在肛门疾病的术后治疗中，红外线治疗仪作为一种重要的物理治疗设备，发挥着不可替代的作用。其基本原理是利用红外线的热效应，深入人体组织，产生一系列生理效应，从而促进创面的愈合和患者的康复。

红外线治疗仪的工作原理基于红外线的独特性质。红外线是一种不可见光，具有较强的穿透能力，能够深入人体皮下组织，产生温热效应。当红外线照射到人体组织时，会引起局部血管扩张，加速血液循环，从而增加局部组织的供氧和营养供应。这种温热效应还能促进炎症的吸收和消散，减少炎症渗出物，有利于创面的清洁和愈合。

在肛门疾病的术后治疗中，红外线治疗仪的应用主要体现在以下几个方面：

1. 促进创面愈合

红外线照射能够加速创面的新陈代谢，促进肉芽组织的生长和上皮细胞的增殖，从而加速创面的愈合过程。同时，红外线还能促进局部血液循环，为创面提供更多的营养物质和氧气，有利于细胞的再生和修复。

2. 缓解疼痛

红外线治疗仪的温热效应能够降低神经末梢的兴奋性，减少疼痛信号的传递，从而减轻患者的疼痛感。这对于肛门疾病术后患者来说，无疑是一种有效的疼痛缓解方法。

3. 减少并发症

红外线治疗仪还能通过改善局部血液循环，减少术后感染的风险，降低并发症的发生率。同时，它还能促进炎症的吸收和消散，减少炎症渗出物对周围组织的刺激和损伤。

在使用红外线治疗仪时，医护人员需要根据患者的具体情况调整照射距离和时间，以确保治疗的安全性和有效性。一般来说，红外线照射距离一般为20~30cm，照射时间每次20~30min，每日1~2次为宜。同时，患者也需要保持创面的清洁和干燥，避免感染的发生。

(二)超声波治疗仪

超声波治疗仪在肛门疾病的术后治疗中扮演着至关重要的角色。其工作原理主要基于超声波的机械作用和热效应,这两种效应共同作用于创面,促进愈合、缓解疼痛,并减少术后并发症的发生。

超声波的机械作用是指超声波在介质中传播时,能够产生微小的气泡并迅速生长、破裂,从而产生强大的冲击力。这种冲击力能够作用于肛门疾病术后的创面,促进局部组织的微循环,加速新陈代谢,有利于炎症的消退和水肿的消除。同时,超声波的机械作用还能促进细胞的再生和修复,加速创面的愈合过程。

除了机械作用外,超声波还具有显著的热效应。当超声波作用于人体组织时,能够产生热量,使局部组织温度升高。这种热效应能够促进局部血管的扩张,增加血流量,为创面提供更多的营养物质和氧气。同时,热效应还能加速炎症产物的排出,减少炎症渗出物对周围组织的刺激和损伤。

在肛门疾病的术后治疗中,超声波治疗仪的应用具有显著的优势。首先,它能够深入组织内部,直接作用于创面,产生治疗效果。其次,超声波治疗具有无创、无痛、无副作用的特点,能够减轻患者的痛苦和不适。此外,超声波治疗仪的操作简便,易于掌握,适用于不同年龄段的患者。

超声波治疗仪的具体使用方法通常包括将超声波探头放置在创面上,调整合适的功率和频率,进行一定时间的照射治疗。治疗过程中,医护人员需要密切观察患者的反应和创面的变化情况,以确保治疗的安全性和有效性。同时,患者也需要保持创面的清洁和干燥,避免感染的发生。

(三)微波治疗仪

微波治疗仪是肛门疾病术后治疗中的另一种重要设备,它利用微波的非热效应和热效应,通过深入人体组织内部,产生一系列生物学效应,从而促进创面的愈合和组织的修复。

微波治疗仪的工作原理基于微波的穿透性和生物效应。微波是一种高频电磁波,具有穿透性强的特点,能够穿透皮肤、脂肪等组织,直接作用于深层组织。当微波辐射到人体组织时，会引起组织内水分子的高频振动，产生热量，即热效应。这种热效应能够促进局部血液循环，增加血流量，为创面提供更多的营养物质和氧气，有利于细胞的再生和修复。

除了热效应外，微波还具有非热效应。非热效应是指微波作用于人体细胞时，通过改变细胞膜的通透性，影响细胞内外物质的交换和细胞的代谢活动。这种效应有助于激活细胞内的酶活性，促进细胞的生理功能恢复，从而加速创面的愈合过程。

在肛门疾病的术后治疗中，微波治疗仪的应用具有显著的优势。首先，微波治疗仪能够深入组织内部，直接作用于创面，产生治疗效果，避免了传统治疗方法对创面的直接刺激和损伤。其次，微波治疗仪具有无创、无痛、无副作用的特点，能够减轻患者的痛苦和不适。此外，微波治疗仪的操作简便，治疗时间短，患者易于接受。

微波治疗仪的具体使用方法通常包括将微波辐射头放置在创面附近，调整合适的功率和频率，进行一定时间的照射治疗。治疗过程中，医护人员需要密切观察患者的反应和创面的变化情况，以确保治疗的安全性和有效性。同时，患者也需要保持创面的清洁和干燥，避免感染的发生。

三、仪器治疗的操作方法

（一）根据患者病情和创面情况选择合适的仪器和治疗参数

医护人员需要先对患者的整体病情进行全面评估。这包括了解患者的病史、手术情况、创面大小、位置以及是否存在并发症等因素。这些信息有助于医护人员判断患者适合哪种类型的仪器治疗，以及治疗时需要特别注意的事项。

根据患者的创面情况，医护人员会选择最合适的仪器。例如，对于较小的创面，可以选择使用红外线治疗仪或微波治疗仪进行局部照射，以促进血液循环和加速愈合。而对于较大或较深的创面，可能需要考虑使用高频电刀或超声波治疗仪等设备，以更有效地清除坏死组织并促进组织修复。

在选择仪器的同时，医护人员还需要设定合适的治疗参数。这些参数可能包括照射时间、频率、功率等。这些参数的设定需要根据患者的具体情况进行调整，以确保治疗既不过度也不过于微弱，从而达到最佳的治疗效果。

此外，医护人员还需要在治疗过程中密切观察患者的反应和创面的变化情况。如果发现患者出现不适或创面出现异常情况，应及时调整治疗参数或停止治疗，并采取必要的处理措施。

（二）将治疗仪探头置于创面或附近区域进行治疗

根据所选择的仪器类型，医护人员需要确保探头的清洁与消毒，以防止交叉感染。对于不同类型的治疗仪，探头的形状、大小以及使用方式可能有所不同。

在将探头置于创面或附近区域时，医护人员需要仔细评估创面的位置、大小和深度，以确保探头的准确放置。对于肛门疾病术后患者来说，由于创面通常位于私密部位，因此医护人员需要特别注意操作的轻柔与准确，以避免给患者带来不必要的痛苦或损伤。

同时，探头的放置距离和角度也是影响治疗效果的重要因素。距离过近可能会导致组织过度受热，甚至造成烫伤；而距离过远则可能无法达到预期的治疗效果。因此，医护人员需要根据患者的具体情况和仪器的性能特点，调整探头的放置距离和角度，以确保治疗的有效性和安全性。

此外，在治疗过程中，医护人员还需要密切观察患者的反应和创面的变化情况。如果发现患者出现不适或创面出现异常情况，如红肿、渗血等，应及时调整探头的位置或停止治疗，并采取必要的处理措施。

（三）治疗过程中注意观察患者反应，及时调整治疗参数

治疗过程中，患者的反应是评估治疗效果和调整治疗参数的重要依据。医护人员应密切关注患者的面部表情、身体姿态以及任何可能的口头反馈，如疼痛、瘙痒、灼热感等不适感。这些反应可能直接反映了治疗参数是否适宜，以及是否需要作出调整。

同时，医护人员还需注意观察创面的变化情况。创面的颜色、湿度、渗出物等变化都可能提示治疗的效果及是否需要调整治疗策略。例如，创面颜色由暗红转为淡红，可能意味着血液循环得到改善；而创面渗出

物增多，则可能提示存在感染风险，需要采取额外的治疗措施。

在观察到患者反应或创面变化后，医护人员应及时、准确地调整治疗参数。这可能包括调整治疗仪的输出功率、照射时间、频率等。调整参数的目的在于确保治疗既不过度刺激患者，也不因参数过低而达不到治疗效果。

此外，医护人员还需在治疗过程中保持与患者的沟通，了解患者的感受和需求。这有助于建立信任关系，减轻患者的紧张情绪，同时也有助于医护人员更准确地判断患者的反应和需求，从而作出更合适的调整。

四、仪器治疗的注意事项

（一）治疗前检查仪器是否完好，确保安全使用

首先，外观检查是基础且必要的。医护人员需要仔细检查仪器的外壳、连接线、探头等部件是否完好无损，没有裂缝、磨损或松动的情况。这些细微的损坏都可能影响到仪器的性能，甚至可能引发安全隐患。

其次，功能测试同样不可或缺。医护人员需要开启仪器，按照操作指南进行各项功能的测试，包括但不限于输出功率的稳定性、照射范围的准确性、探头的灵敏度等。这些测试能够确保仪器在治疗过程中能够稳定、准确地发挥作用。

最后，医护人员还需要关注仪器的清洁与消毒情况。由于肛门疾病术后治疗涉及私密部位，因此仪器的清洁与消毒尤为重要。每次使用后，仪器都应进行彻底的清洁和消毒处理，以避免交叉感染的风险。在下次使用前，医护人员还需再次确认仪器的清洁与消毒状态。

对于具有特殊功能或复杂结构的仪器，医护人员还需要进行更为深入的检查与维护。例如，对于带有电子控制系统的仪器，需要定期检查电路连接是否稳定，系统是否更新至最新版本等。

在确认仪器完好且安全后，医护人员还需向患者详细解释治疗过程、仪器的使用原理以及可能产生的感受或反应。这有助于减轻患者的紧张情绪，提高治疗的舒适度。

（二）治疗过程中遵守操作规程，避免烫伤或电击

医护人员需要熟悉并掌握所使用仪器的操作规程。这包括但不限于

仪器的开机与关机流程、治疗参数的设定与调整、探头的正确使用方法等。只有熟练掌握这些规程，医护人员才能在治疗过程中迅速、准确地操作仪器，确保治疗的安全性和有效性。

医护人员还需在治疗前对患者进行充分的评估与沟通。这包括了解患者的病史、过敏史、药物使用情况等，以便在治疗过程中及时发现并处理潜在的风险因素。同时，医护人员还需向患者详细解释治疗过程、仪器的使用原理以及可能产生的感受或反应，以减轻患者的紧张情绪，提高治疗的配合度。

医护人员在治疗过程中密切关注患者的反应。如果患者出现疼痛、瘙痒、灼热感等不适感，应立即停止治疗，并检查是否是由于仪器操作不当或治疗参数设置不合理所致。

（三）治疗后清洁仪器，妥善保管

每次治疗后，医护人员都需要按照严格的清洁流程对仪器进行清洗和消毒。这包括使用专用的清洁剂去除污渍，以及使用消毒剂杀灭潜在的病原微生物。

清洁后的仪器需要妥善保管。这要求医护人员将仪器放置在干燥、通风、避光的环境中，以防止仪器受潮、霉变或老化。同时，对于带有电子元件的仪器，还需特别注意防止静电和电磁干扰，以免影响仪器的性能。

为了进一步提高仪器的管理效率，医疗机构还可以建立仪器管理制度和档案。这包括记录仪器的购买日期、使用频率、维修记录等信息，以便对仪器的使用和维护情况进行跟踪和评估。同时，通过定期对仪器进行检查和校准，可以确保其性能的稳定性和准确性。

第五节　红蓝光治疗

一、红蓝光治疗的原理与作用

（一）红蓝光治疗仪发出特定波长的红光和蓝光

红蓝光治疗仪是一种先进的医疗设备，它利用发光二极管（LED）矩阵发出高纯度、高强度、高能量密度的窄波红光和蓝光。这两种光具有不同的穿透深度和工作机制，从而在肛门疾病的术后治疗中发挥不同的作用。

红光部分，其波长通常为600～700nm，具有较强的穿透能力，能够穿透人体组织达30mm以上。红光照射后，细胞中的线粒体对红光的吸收达到最大，线粒体的过氧化氢酶活性增加，从而促进了细胞的新陈代谢。这有助于增加糖原含量、促进蛋白合成以及三磷酸腺苷的分解，进而加强细胞的新生，促进肉芽组织的生长及创面的愈合。同时，红光照射还能增加白细胞的吞噬作用，提高机体的免疫功能，达到消炎、止痛的效果。

蓝光部分，其光谱覆盖范围为405～420nm，主要作用于皮肤浅层。蓝光能够针对痤疮丙酸杆菌等有害微生物进行杀灭，从而减轻炎症反应。在肛门疾病的术后治疗中，蓝光照射有助于减少创面的细菌感染，促进创面的清洁和愈合。

（二）红光具有促进细胞再生、加速创面愈合的作用

红光照射后，其能量被细胞内的线粒体高效吸收，进而转化为细胞内的生物化学能。这一过程促进了细胞的新陈代谢，增强了细胞的活性，为细胞的再生提供了必要的能量支持。在肛门疾病的术后创面上，红光的照射能够刺激成纤维细胞的增殖和分化，这些细胞是创面愈合过程中的关键参与者，它们负责合成和分泌胶原蛋白等细胞外基质，为创面的修复提供结构支持。

此外，红光照射还能促进局部血液循环的改善。通过增加血管通透

性，促进血液和营养物质的输送，红光有助于为创面提供更多的养分和氧气，加速创面的愈合过程。同时，红光照射还能减少创面的炎症反应，通过抑制炎症介质的释放和减轻局部水肿，为创面的修复创造一个更加有利的环境。

（三）蓝光具有杀菌消炎、减轻疼痛的效果

首先，蓝光具有显著的杀菌效果。其特定波长的光线能够穿透皮肤，直接作用于创面上的细菌，通过破坏细菌的细胞结构，达到杀灭或抑制细菌生长的目的。在肛门疾病的术后治疗中，蓝光治疗能够有效减少创面的细菌感染，降低术后感染的风险，为创面的愈合创造一个更加清洁的环境。

其次，蓝光还具有消炎作用。术后创面往往伴随着炎症反应，而蓝光的照射能够减轻创面的炎症反应，缓解局部水肿和渗出，有助于减轻患者的疼痛和不适感。这一效果不仅提高了患者的舒适度，还有助于促进创面的快速愈合。

最后，蓝光治疗还具有操作简便、安全性高的优点。治疗过程中，患者无须接受药物治疗或手术干预，只需接受蓝光的照射即可。这种非侵入性的治疗方式不仅减少了患者的痛苦，还避免了药物可能带来的副作用，提高了治疗的安全性和患者的接受度。

二、红蓝光治疗的适应证与禁忌证

（一）适应证

1. 肛门疾病术后创面感染

肛门疾病术后，由于创面的存在，患者往往面临感染的风险。红蓝光治疗通过其杀菌作用，能够有效减少创面上的细菌数量，降低感染发生率。红光能够深入组织内部，促进血液循环，加速炎症物质的吸收和排出，从而减轻感染症状。蓝光则主要针对皮肤表层的细菌，通过破坏细菌的细胞壁和DNA结构，达到杀灭细菌的目的。

2. 炎症

术后创面往往伴随着炎症反应，表现为红肿、疼痛、渗出等症状。红蓝光治疗能够减轻创面的炎症反应，缓解局部水肿和渗出，有助于减轻患者的疼痛和不适感。红光通过促进细胞的新陈代谢和蛋白合成，加速创面的修复过程。蓝光则通过减少炎症介质的释放，降低炎症反应的强度。

3.疼痛

肛门疾病术后，患者常常因创面疼痛而影响日常生活。红蓝光治疗通过其镇痛作用，能够显著减轻患者的疼痛感。红光通过促进局部血液循环和神经修复，加速炎症渗出物的吸收，从而减轻水肿和疼痛。蓝光则通过减少炎症介质的释放和神经末梢的敏感性，达到镇痛的目的。

（二）禁忌证

虽然红蓝光治疗在肛门疾病术后治疗中具有显著优势，但并非所有患者都适合接受这种治疗。以下是一些常见的禁忌证。

1.光过敏

光过敏是指患者对光线产生过敏反应，表现为皮肤红肿、瘙痒、疼痛等症状。对于这类患者，红蓝光治疗可能会加重其过敏反应，甚至引发严重的皮肤损害。因此，光过敏患者是红蓝光治疗的绝对禁忌证。

2.孕妇

孕妇在怀孕期间，由于体内激素水平的变化和免疫系统的调整，往往对光线等外界刺激更加敏感。此外，红蓝光治疗可能对胎儿产生不良影响，如影响胎儿的正常发育等。因此，孕妇在肛门疾病术后应避免接受红蓝光治疗。

3.严重心脏病

严重心脏病患者往往伴有心功能不全、心律失常等症状，对光线等外界刺激的耐受性较差。红蓝光治疗可能会加重患者的心脏负担，引发心律失常等严重并发症。因此，严重心脏病患者应尽量避免接受红蓝光治疗。

4.其他禁忌证

除了上述禁忌证外，还有一些特殊情况也需要注意。例如，患有眼部疾病（如白内障、青光眼等）的患者应避免接受蓝光治疗，以免对眼睛造成损害。同时，对于合并有其他严重疾病（如糖尿病、高血压等）的患者，在接受红蓝光治疗前应进行全面评估，确保治疗的安全性和有效性。

三、红蓝光治疗的操作方法

（一）准备好红蓝光治疗仪，调节适宜的治疗参数

1.选择合适的红蓝光治疗仪

确保治疗仪具备国家相关部门的认证，并且符合医疗标准。同时，根据患者的具体情况和医生的推荐，选择适合的红蓝光治疗仪型号。

2.调节治疗参数

红蓝光治疗仪通常具有多种治疗参数，如波长、功率、照射时间等。在开始治疗前，医生应根据患者的具体情况和治疗需求，调节适宜的治疗参数。例如，红光通常用于促进细胞再生和加速创面愈合，其波长一般为600～700nm；蓝光则主要用于杀菌消炎，其波长通常为405～420nm。功率和照射时间也应根据患者的耐受性和治疗需求进行适当调整。

3.预热治疗仪

在正式治疗前，应预热治疗仪一段时间，以确保光源稳定并达到最佳治疗效果。预热时间通常根据治疗仪的型号和说明书来确定。

（二）将治疗仪探头置于创面或附近区域进行照射治疗

1.清洁创面

在开始治疗前，应彻底清洁患者的肛门创面，去除分泌物、粪便等污染物，以确保治疗区域干净、无菌。这有助于减少感染风险，提高治疗效果。

2.定位治疗探头

将治疗仪的探头置于创面或附近区域，确保光线能够均匀照射到整个治疗区域。探头的位置和角度应根据患者的具体情况和创面的形状进行调整。

3.开始照射治疗

按下治疗仪的启动按钮，开始照射治疗。在照射过程中，医生应密切关注患者的反应和创面的变化，如有任何不适或异常反应，应立即停止治疗并进行处理。

4. 调整照射时间和频率

照射时间和频率应根据患者的具体情况和治疗需求进行调整。一般来说，每次照射时间应在几分钟到几十分钟之间，治疗频率则根据创面的愈合情况和医生的建议来确定。

（三）治疗过程中注意保护患者眼睛，避免光线直射

1. 佩戴眼罩

由于红蓝光治疗仪发出的光线可能对眼睛造成损害，因此在治疗过程中，患者应佩戴专业的眼罩或闭眼以避免光线直射眼睛。眼罩的选择应根据患者的具体情况和医生的推荐来确定。

2. 调整治疗仪的角度和位置

在治疗过程中，医生应随时调整治疗仪的角度和位置，确保光线能够均匀照射到治疗区域，同时避免光线直射患者的眼睛。

3. 监测患者反应

在治疗过程中，医生应密切关注患者的反应和感受，如有任何不适或异常反应，应立即停止治疗并进行处理。同时，应向患者解释治疗过程中的注意事项和可能的不适感，以减轻其紧张和焦虑情绪。

四、红蓝光治疗的注意事项

（一）治疗前检查治疗仪是否完好，确保安全使用

在每次治疗前，医护人员必须仔细检查红蓝光治疗仪的完整性、功能性和安全性。这包括检查光源是否稳定、波长是否准确、功率是否适宜以及治疗探头是否清洁无损坏。任何可能影响治疗效果或安全性的设备故障都应立即修复或更换。

定期校准治疗仪，确保其发出的光线波长、功率等参数符合治疗要求。这通常需要使用专业的校准设备和标准光源进行验证。同时，医护人员应熟悉设备的使用说明书，了解如何进行日常维护和故障排查。

在接受红蓝光治疗前，患者应进行全面的身体检查和病情评估。医生应了解患者的过敏史、用药史以及是否患有光敏性疾病等，以确保治疗的安全性。对于存在禁忌证的患者，应谨慎考虑是否进行红蓝光治疗。

治疗室应保持清洁、干燥，避免灰尘和潮湿对设备造成损害。同时，应确保治疗室内光线适中，避免强光干扰治疗仪的正常工作。此外，治疗室内应配备必要的急救设备和药品，以应对可能发生的紧急情况。

（二）治疗过程中注意观察患者反应，及时处理不良反应

红蓝光治疗通常不会引起严重的疼痛，但部分患者可能会感到轻微的不适或刺痛感。医护人员应向患者解释这种不适感是暂时的，并鼓励其放松身心，以减轻疼痛感。对于疼痛敏感的患者，可以考虑在治疗前给予局部麻醉或镇痛药物。

如果患者出现过敏反应，如皮肤红肿、瘙痒、呼吸困难等，应立即停止治疗，并给予抗过敏药物和必要的急救措施。同时，应记录患者的过敏症状和治疗过程，以便后续分析和改进。

治疗时间应根据患者的具体情况和治疗需求进行调整。过长的治疗时间可能导致皮肤损伤或色素沉着等不良反应，而过短的治疗时间则可能影响治疗效果。因此，医护人员应严格控制治疗时间，并根据需要进行多次治疗以达到最佳效果。

（三）治疗后清洁治疗仪，妥善保管，避免损坏

每次治疗后，医护人员应使用专业的清洁剂和软布对治疗仪进行清洁，去除附着在探头和治疗面上的污垢和残留物。这有助于保持设备的清洁和卫生，减少交叉感染的风险。

治疗仪应存放在干燥、通风、避光的环境中，避免受潮、受热或受阳光直射。同时，应避免将治疗仪放置在易碰撞或易跌落的地方，以防止设备损坏或故障。

定期对治疗仪进行维护和保养，包括检查光源、更换老化部件、清洁内部积尘等。这有助于延长设备的使用寿命，保持其良好的工作状态。

参考文献

[1]孙真理.略论中医肛肠病学的形成及其发展[J].健康之路,2018(11):40.

[2]张福奎.肛管直肠疾病诊治[M].北京：金盾出版社,2006.

[3]柏连松，张雅明.柏氏肛肠病学[M].上海：上海科学技术出版社,2016.

[4]王玉成.论肛肠科医师的临床思维[J].中国肛肠病杂志，2012，32(6)：70

[5]王爱华，宾东华.王爱华肛肠科医案集[M].北京：中国中医药出版社,2018.

[6]安阿玥.现代中医肛肠病学[M].北京：中国医药科技出版社,2019.

[7]杨云，刘建平.中医肛肠疾病特色疗法新论[M].银川：阳光出版社,2015.

[8]王雅芹，等.肛肠病防治简明教程[M].石家庄：河北科学技术出版社,2015.

[9]李长寿.防治肛肠病中医有妙招[M].银川：阳光出版社,2015.

[10]袁和学.肛肠病知多少[M].沈阳：辽宁科学技术出版社,2018.

[11]辛学知，李富乾，李志.肛肠疾病临床诊治[M].天津：天津科技翻译出版有限公司,2014.

[12]伊亮，杨军年.肛肠外科基础与临床[M].兰州：兰州大学出版社,2018.

[13]杨涌，等.现代肛肠病诊断与治疗[M].武汉：湖北科学技术出版

社, 2018.

[14]范亚召 . 实用肛肠科疾病诊疗实践[M]. 哈尔滨：黑龙江科学技术出版社, 2018.

[15]王达 . 盆底功能障碍性疾病诊治与康复 肛肠分册[M]. 杭州：浙江大学出版社, 2019.

[16]谭蕊 . 什么是肛瘘？肛瘘的危害有哪些？[J]. 保健与生活,2024(16)：64.

[17]朱立寒 . 科学防治痔疮[J]. 开卷有益-求医问药,2024(1)：11-12.

[18]吴可,陈博,蒋荣刚 . 肛裂的外科治疗[J]. 世界最新医学信息文摘,2020(49)：63-65.

[19]张楠 . 中西医结合治疗肛门直肠周围脓肿术后疗效观察[J]. 柳州医学，2010，19(2)：119-120 .

[20]冯国绸 . 直肠脱垂中医、西医治疗进展[J]. 中外医疗,2022(9): 195-198.

[21]张梅榴 . 直肠癌和什么因素有关？[J]. 人人健康,2022(20):40-41.

[22]李淑华 . 不同麻醉术式在肛肠科疾病手术中的比较分析[J]. 中国继续医学教育,2015(10):179-180.

[23]刘海霞 . 肛肠疾病外科手术方式选择及疗效分析[J]. 临床医药文献杂志(电子版), 2017, 4(4):621.

[24]梁英 . 肛肠手术并发症的临床治疗具体方法分析[J]. 中外医疗, 2019, 38(26):58-60.

[25]朱竞,毛细云,王建民 . 促进肛瘘术后创面愈合的药物治疗研究进展[J]. 中医药临床杂志,2010(2)：179-181.

[26]刘文清,邓业巍 . 中药熏洗坐浴对肛瘘术后创面愈合的效果分析[J]. 临床医药文献杂志(电子版),2017(19)：3696-3697.

[27]李萍 . 中药坐浴对肛瘘术后创面愈合的影响[J]. 内蒙古中医药, 2014(27)：91-92.

[28]黄海宁 . 中药熏洗联合微波理疗在肛门术后创面治疗中的应用[J]. 中外健康文摘,2013(30)：416-417.